The Healing Encyclopedia of "Pain"

その痛み、なんとかします。

“痛み”の癒し大全

おのころ心平
Onocoro Shinpei

JN257083

KKベストセラーズ

はじめに

～痛みは、ココロとカラダの〝つまり〟からやってくる

その痛み、なんとかします。

これは、20年以上のカウンセリング現場からの、まさに私の痛切な思いです。痛みは、カラダを疲弊《ひへい》させるだけでなく、ココロも疲弊させます。痛みがあると思考が正しく働かず、イライラして心ならずもまわりの人に当たってしまうこともあります。

これまで2万2000件のカウンセリングセッションを通じて、私は「痛みの種類はものすごくたくさんあり、治《なお》し方・癒《いや》し方も、千差万別《せんさばんべつ》であること」を知りました。

痛みとは、その性質上、誰かと比べることのできない症状です。どれだけ痛いのかは、結局のところ誰にもわかってもらえないし、逆に、他人の痛みを正確にわかってあげることもできません。

だからこそ、痛みにはまず「共感」が必要なのです。痛みに人格があるならば、それは「何かをわかってもらうこと」を望んでいます。

私は長年、「ココロとカラダをつなぐカウンセリング」という特殊な仕事に従事してきました。クライアントさんの依頼に基づいて、病院その他の専門家にどのようにかかるかを一緒に考える〝パーソナル医療コーディネート〟を行ってきました。

痛みをなんとかする技法にかけては、「この方法でないといけない」などというこだわりを捨ててきました。

医療が必要な場合は、適切な医療機関を探して、ＭＲＩやＣＴの撮ってもらい方や、セカンドオピニオンのかかり方をアドバイスし、ヒーリングやエネルギー療法が合っている方には、その道のプロを一緒に探しました。「なんとかする」ことにかけては分野を超えて、徹底的にコーディネートしてきました。

医療機関以外の治療院にどうかかるかについては、これは、自己責任をともなうことですので、慎重にその選択を一緒に考え、治療経過を共有して、回復ステップごとの治療デザインもしながら、進めます。医療とその他がぶつかってしまわないようにする配慮も大切です。そして、もちろんセルフセラピー（自己ケア）として、これは私独自の手法ですが、痛みを「相殺《そうさい》する」行動習慣の指導もさせてもらってきました。

そうした経験から言えることは、以下の３つです。

はじめに

①　痛みとは、感覚のひずみである
②　痛みとは、カラダの〝つまり〟である
③　痛みとは、きわめて心理的な症状である

「歯痛」「頭痛」「腰の痛み」「首の痛み」「膝《ひざ》の痛み」「ひじの痛み」「手首・足首の痛み」……、「胃痛」「腹痛」「生理痛」「痔《じ》の痛み」「口内炎《こうないえん》の痛み」……、「胆石、膵炎《すいえん》、盲腸の痛み」に、「尿管結石による痛み」「群発頭痛」……。それぞれ痛みは、それが生じる部位によって医学的な原因や特徴が説明されてはいます。

しかし、整形外科では、レントゲンやCT、MRIで映る構造的な問題と患者さんの訴えとが必ずしも一致しないことは、よく起こることなのだそうです。たとえば、腰椎《ようつい》にヘルニアが発見されても、痛みが生じていない患者さんのケースはよくあるとのこと。逆に、器質的《きしつてき》に何も異常はないのに、激しい痛みを訴えることもあります。

本書は、これまでのクライアントさんとの膨大なケーススタディに基づいた「〝痛み〟の癒し大全」と言えます。

まず第1部で、痛みのセルフセラピー（自分でケアする方法）として、「感覚セラピー」という手法を提案しています。

私たちの自覚症状は、いつも感覚を通じて生じます。この感覚の世界を深く考察することで、そのバランスのひずみによって生じる痛みの本質を探り、痛みを感覚同士の相殺で緩和《かんわ》していこうとするものです。おそらく世界でもっともナチュラルな方法です。

しかし、痛みという症状はその性質上、他者とのかかわりによって緩和されるという傾向を持ちます。

先に、「痛みとは、カラダの〝つまり〟である」と書きましたが、

・医学的なつまり

・整体的な身体機能のつまり

・東洋医学的な気・血・水のつまり

・エネルギーのつまり

あるいは、

・ココロのつまり……

それぞれのつまりをとってくれる専門家がいます。そうした専門家であるお医者さんとのかかわり、鍼灸《しんきゅう》師《し》さんとのかかわり、接骨院、整体院、ヨガ道場の先生とのかかわり……、痛みを癒すプロたちと、どうかかわればよいかの手引きが、第2部、第3部でなされています。

医療からヒーリングまで、カラダの構造の専門家、カラダの動きを指導してくれるプロ、エネルギーヒーラーとの出会いによって、どうして痛みが生じるか、その原理に触れたときにこそ、ほんとうの「癒し」が起こります。それは、鎮《ちん》痛剤《つうざい》などで軽減した場合などとは明らかに違うでしょう。

しかし、こうしたプロたちは法律上、あるいは国家資格と民間資格の違いから、かかる際にはかかる側の注意が必要です。本書はそのあたりまでていねいに解説した画期的な内容になっています。ぜひ安心して、読み進めてください。

おのころ心平

その痛み、
なんとか
します。

「痛み」の症状
36のボディゾーンからの心理メッセージ

痛みは、ココロの表現でもあります。

〝36のボディゾーン〟は

私がこれまで2万2000件以上のクライアントさんの

カラダの傾向をみてきてまとめた、

カラダからのメッセージです。

痛みの背景にあるココロの要因と

それを解放していくきっかけを一覧にしました。

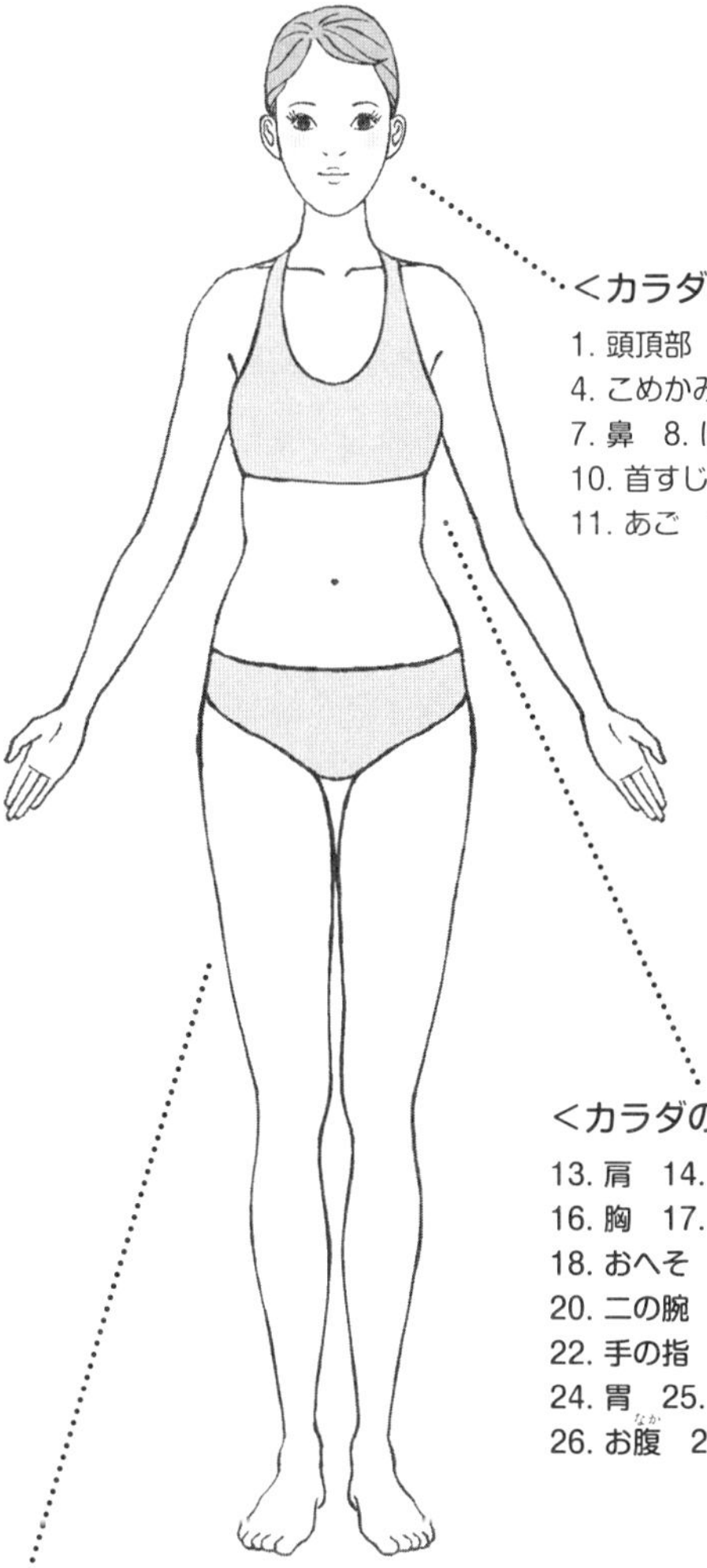

＜カラダの上部＞

1. 頭頂部　2. 額《ひたい》　3. 眉間《みけん》
4. こめかみ　5. 眼　6. 耳
7. 鼻　8. ほお骨　9. 口(歯)
10. 首すじ
11. あご　12. のど

＜カラダの中部＞

13. 肩　14. 鎖骨《さこつ》　15. 肩甲骨《けんこうこつ》
16. 胸　17. みぞおち
18. おへそ　19. ひじ
20. 二の腕　21. 手首
22. 手の指　23. わきの下
24. 胃　25. わき腹
26. お腹《なか》　27. 背中　28. 腰

＜カラダの下部＞　29. 骨盤(股関節《こかんせつ》)　30. 内股(鼠蹊部《そけいぶ》)　31. 太もも
32. お尻　33. 膝《ひざ》　34. 脛《すね》　35. ふくらはぎ　36. 足首

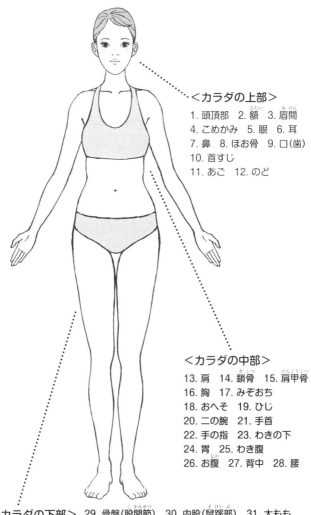

1.「頭頂部」の痛み・・・・・・・・・・・・・・・・・

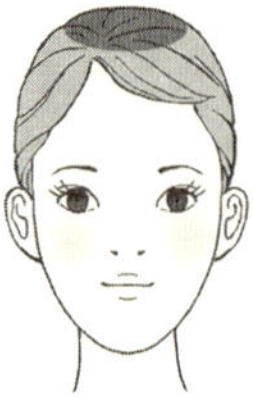

心理的要因 潔癖すぎる。融通がきかない。
正論をふりかざしてばかりいる。
他人の言動が許せないときがよくある

解放のきっかけ 品ある行為

癒しのあとにもたらされるもの 幸運

2.「額《ひたい》」の痛み ・・・・・・・・・・・・・・・・・・・

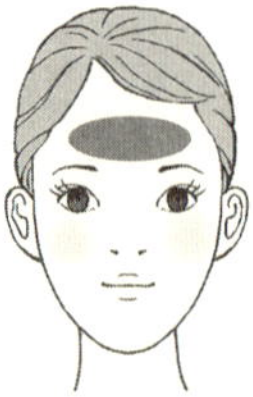

心理的要因 周囲の助けを拒む。弱みを見せられない。
つらいときでも人に頼れない

解放のきっかけ ゆっくりと確実に

癒しのあとにもたらされるもの はっきりした目標

3.「眉間《みけん》」の痛み ・・・・・・・・・・・・・・・・・・

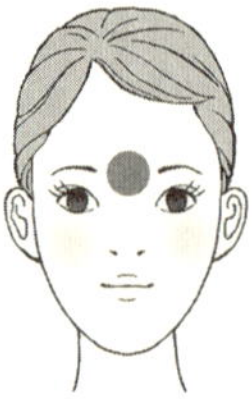

心理的要因 理性が強い。理想論にとらわれる。
羽目をはずせない。
まわりが楽しそうにしていても、
仲間に入れない

解放のきっかけ 何かをひとつ許す

癒しのあとにもたらされるもの 理性と直感のバランス

4.「こめかみ」の痛み ・・・・・・・・・・・・・・

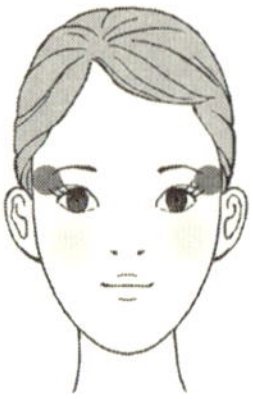

心理的要因 自分に嘘をつく。取りつくろってばかり。
自分の意見を主張できない。
相手に合わせて笑ったり怒ったり、
自分の感情さえ演出している

解放のきっかけ 早めに眠る

癒しのあとにもたらされるもの 自分への正直さ

5.「眼」の痛み ・・・・・・・・・・・・・・・・・・・

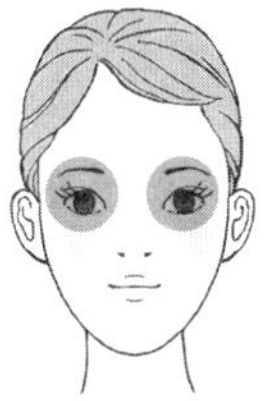

心理的要因 優先順位がつけられない。
すばやく物事が決められない。
やりたいことではなく、
やらなければならないことばかりで忙しい

解放のきっかけ 眼を閉じることを増やす

癒しのあとにもたらされるもの つながり

6.「耳」の痛み ・・・・・・・・・・・・・・・・・・・

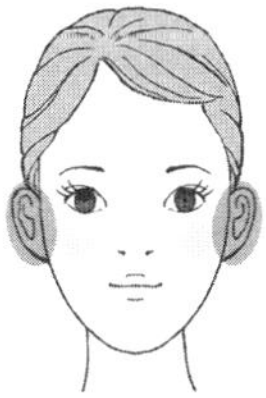

心理的要因 自分の出番を活かせない。
いつもああすればよかったと後悔する。
整理整頓ができていない。
あるべきところに収まっていない感じ

解放のきっかけ 水の音を聴く

癒しのあとにもたらされるもの 独自の天才性

7.「鼻」の痛み ・・・・・・・・・・・・・・・・・・・

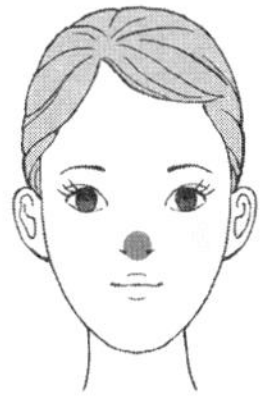

心理的要因 何かに束縛《そくばく》されている気がして自由になれない。つい現実逃避する。
親の価値観が嫌なのに、
それにとらわれたまま

解放のきっかけ 玄関をきれいにする

癒しのあとにもたらされるもの 感性が磨かれる

8.「ほお骨」の痛み・・・・・・・・・・・・・・・・・・・

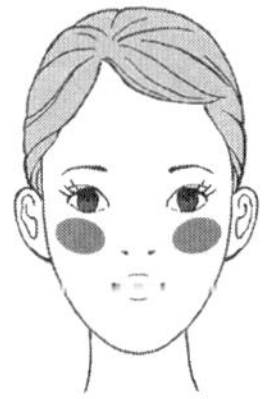

心理的要因 ちょっとしたことでイライラする。
自分のペースを乱されるいらだち。
自分ルールを知らず押しつけている

解放のきっかけ 人を褒《ほ》める

癒しのあとにもたらされるもの 実力の評価

9.「口(歯)」の痛み ・・・・・・・・・・・・・・・・・

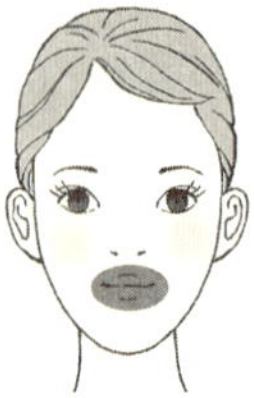

心理的要因 偏った理解、クセのある思考パターン。自分の器を大きく変えるとき

解放のきっかけ 歯磨きの時間帯を変える

癒しのあとにもたらされるもの 器《うつわ》が広がる

10.「首すじ」の痛み ・・・・・・・・・・・・・・・・・

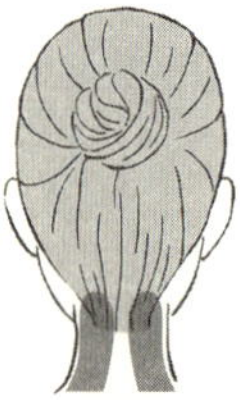

心理的要因 同じ姿勢が多い。思い込みが強い。締め切り、期限に追われる。反対の立場に答えがあるのに気づかない

解放のきっかけ 約束は簡単にしない習慣を持つ

癒しのあとにもたらされるもの 余裕

11.「あご」の痛み ・・・・・・・・・・・・・・・・・

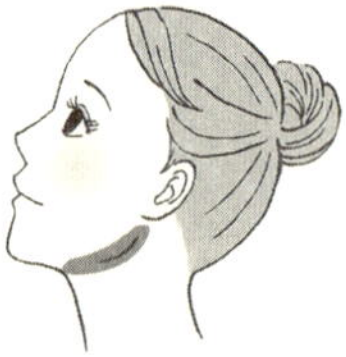

心理的要因 人の気持ちを素直に受け止められない。好き嫌いが激しい。本音を話せる友達がいない

解放のきっかけ 座り方を変える

癒しのあとにもたらされるもの 素直さ

12.「のど」の痛み ・・・・・・・・・・・・・・・・・

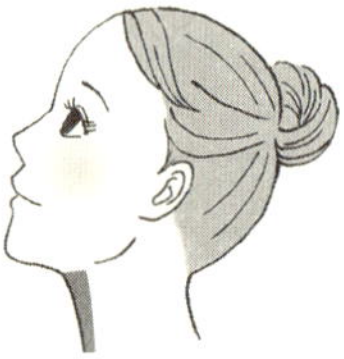

心理的要因 言いたいことを飲み込んでしまう。適切な言葉が見つからない。理不尽な我慢。そのとき言えないことを、後悔してしまう

解放のきっかけ 家や職場の通路に置きっぱなしの荷物を片づける

癒しのあとにもたらされるもの コミュニケーション能力

13.「肩」の痛み・・・・・・・・・・・・・・・・・・・・

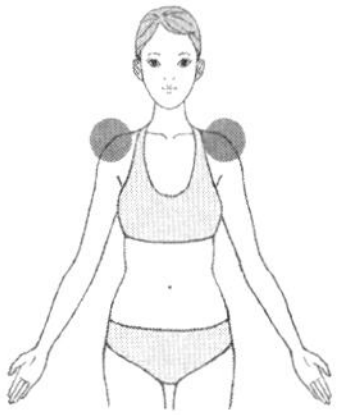

心理的要因 自分の限界を感じる。
これまでできたことができない悔しさ。
「なにをやってもうまくいかない」と、
思うことが多い

解放のきっかけ 自信ありげに歩く

癒しのあとにもたらされるもの 魅力

14.「鎖骨《さこつ》」の痛み ・・・・・・・・・・・・・・・・・・

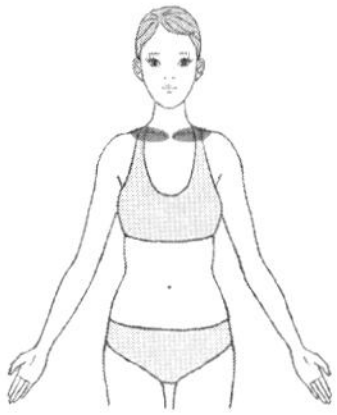

心理的要因 決めたことが続かない。
マイルールがコロコロ変わる。
「つい」「まあ、いいか」と、
自分に甘くなる

解放のきっかけ 「明日の自分」をイメージする

癒しのあとにもたらされるもの 美しさ

15.「肩甲骨《けんこうこつ》」の痛み・・・・・・・・・・・・・・・・

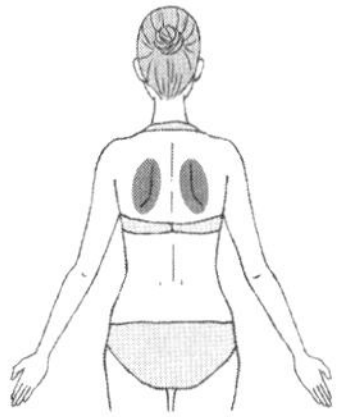

心理的要因 窮屈さ、不自由さを感じている。
遠くに行きたいのに行けない。
今の会社が合っていない。
親との間がギクシャクしている

解放のきっかけ 歌を歌う

癒しのあとにもたらされるもの 自由

16.「胸」の痛み・・・・・・・・・・・・・・・・・・・・

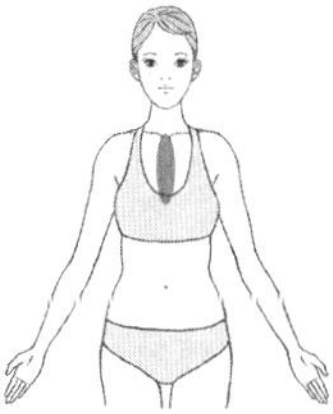

心理的要因 人に厳しい意見を言ってしまう、
その気持ちが抑えられない。
間違ったことが許せない。
思いやりのなさが腹立たしい

解放のきっかけ 人の意見をしっかり聴いてみる

癒しのあとにもたらされるもの 度量

17.「みぞおち」の痛み ・・・・・・・・・・・・・

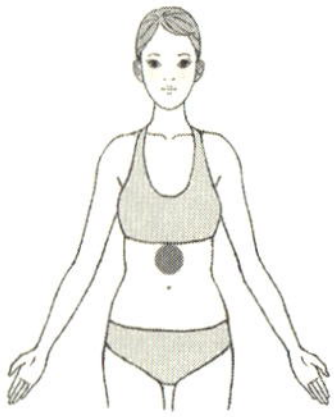

心理的要因 ほんとうは受け入れがたいことを受け入れてしまう。見方や受け取り方を変える工夫ができない

解放のきっかけ 「いいえ」とはっきり言い、そのあとニッコリする練習

癒しのあとにもたらされるもの 物事を俯瞰《ふかん》する力

18.「おへそ」の痛み・・・・・・・・・・・・・・・

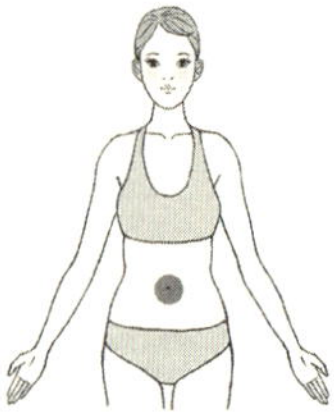

心理的要因 誰かの考えに依存してしまう。
毎日に、本当の喜びを見いだせない

解放のきっかけ 鏡の前で笑顔をつくる

癒しのあとにもたらされるもの 自分軸《じぶんじく》

19.「ひじ」の痛み ・・・・・・・・・・・・・・・・・

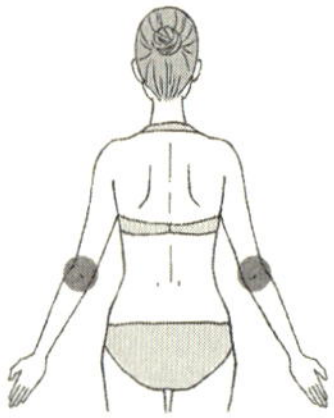

心理的要因 大事なことを置き去りにしたまま、
日々の忙しさでごまかしている。
人生の方向転換がきかない。
過去の失敗を引きずっている

解放のきっかけ 1日まったく予定のない「空白の日」を設《もう》ける

癒しのあとにもたらされるもの 出会い

20.「二の腕」の痛み・・・・・・・・・・・・・・・

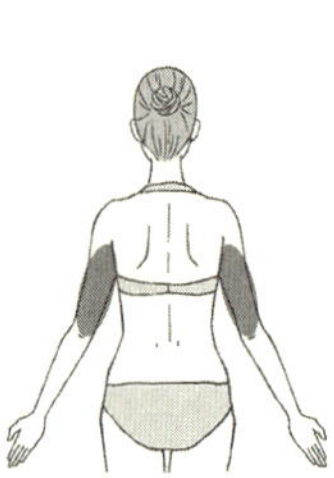

心理的要因 批判されるのではないかという恐れ、
ガードして真意を見せない。
損得勘定にとらわれている

解放のきっかけ 思い切って寄付《きふ》する

癒しのあとにもたらされるもの チャンス

21.「手首」の痛み

心理的要因 まわりから自分の実力を理解されていないいらだち。
外面と内面が違いすぎて誤解されやすい

解放のきっかけ 「足首」をぐるぐる回す

癒しのあとにもたらされるもの 尊敬

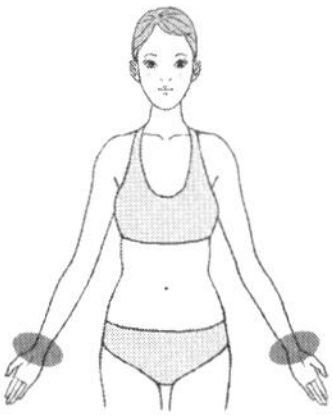

22.「手の指」の痛み

心理的要因 いま作業していることに意味を見出せない。むなしい。
やったことが無駄になる悲しみ

解放のきっかけ 「心理カウンセリング」を受ける

癒しのあとにもたらされるもの 思慮深さ

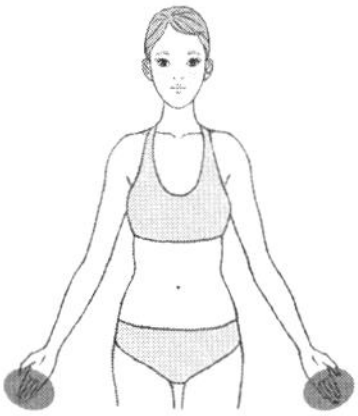

23.「わきの下」の痛み

心理的要因 劣等感を隠している。
過剰《かじょう》にやりすぎる。
コンプレックスを乗り越えるとき

解放のきっかけ 毎日何かひとつ、
はっきりと決断する

癒しのあとにもたらされるもの 度胸

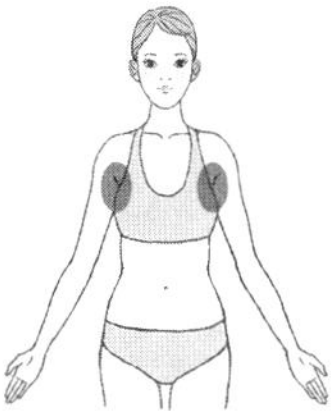

24.「胃」の痛み

心理的要因 過ぎたことをぐるぐる考える。
適切なタイミングを逃す。
嫌なことを嫌と言えない

解放のきっかけ 「ありがとう」と
言葉にして伝える

癒しのあとにもたらされるもの まわりからの感謝

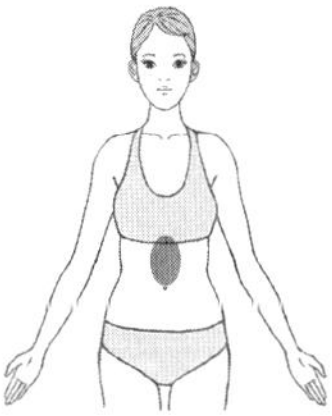

25.「わき腹」の痛み・・・・・・・・・・・・・・・・

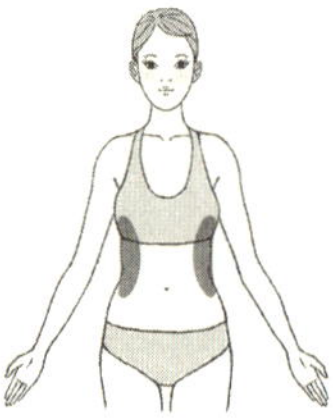

心理的要因 準備不足。
もっと早くやればよかったと思う。
仕事でも、勉強でも、いつも「努力が足りない」と思ってしまう

解放のきっかけ 高いところから、夜景を見る

癒しのあとにもたらされるもの カリスマ性

26.「お腹《なか》」の痛み ・・・・・・・・・・・・・・・

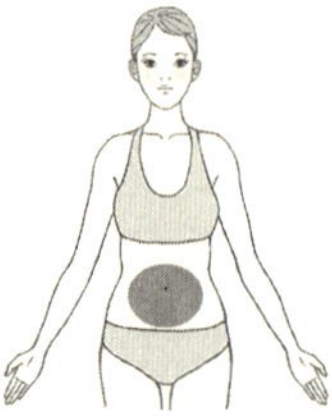

心理的要因 自分のなかで消化できていない物事があり、モヤモヤしている。
解決できていない問題、未来を見通せない不安。

解放のきっかけ トイレをきれいにそうじする

癒しのあとにもたらされるもの 流せる力

27.「背中」の痛み ・・・・・・・・・・・・・・・

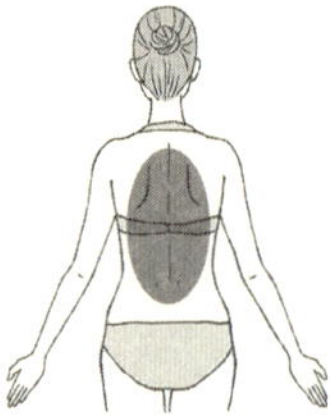

心理的要因 人にスキを見せたくない。いつも緊張している。無理だとわかっていてもついもうひと頑張りしてしまう

解放のきっかけ 両親、先祖への感謝の気持ちをイメージする

癒しのあとにもたらされるもの 誰かからの支え

28.「腰」の痛み・・・・・・・・・・・・・・・・・・

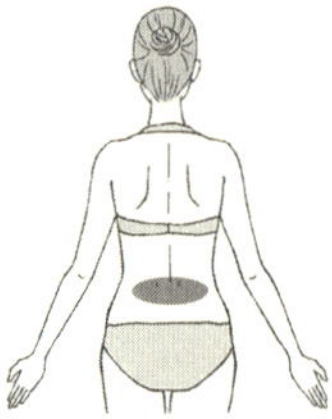

心理的要因 何でも引き受けてしまう。仕事を抱え込み、人に任せることができない。
「これだけやっているのに、評価されない」という怒り

解放のきっかけ 人に「助けて」「手伝って」と言ってみる

癒しのあとにもたらされるもの 思いやり

29. 「骨盤（股関節《こかんせつ》）」の痛み・・・・・・・・・・・・・

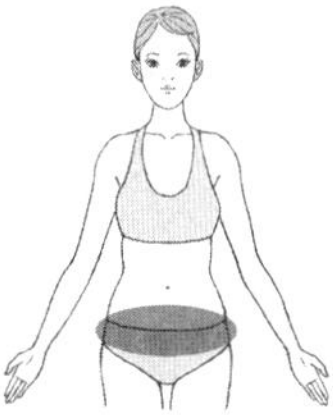

心理的要因 自分に自信がなくて、
人の意見ですぐ揺らいでしまう。
ココロをオープンにできない。
インナーチャイルド

解放のきっかけ ハグしてもらう

癒しのあとにもたらされるもの 自信

30. 「内股（鼠蹊部《そけいぶ》）」の痛み・・・・・・・・・・・・・・・・・・

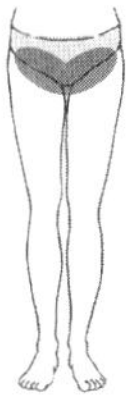

心理的要因 自分の感情がわからない。罪悪感を感じる。
人のせいにしてしまう。
勇気を持てない。一歩を踏み出せない

解放のきっかけ 「寝る前に、呼吸をすべてはき出し、
ゆっくり吸う」を習慣にする

癒しのあとにもたらされるもの 大胆さ

31. 「太もも」の痛み・・・・・・・・・・・・・・・・・・・

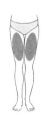

心理的要因 スケジュール管理がうまくいかないストレス。
家庭と仕事のバランス。
プライベートとオフィシャルの境界線

解放のきっかけ 玄関先でゆっくり靴をはき、一呼吸入れる

癒しのあとにもたらされるもの 行動力

32. 「お尻」の痛み（坐骨神経痛）・・・・・・・・・・・・・

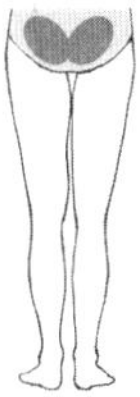

心理的要因 マナーを守らない人へのいらだち。
慣れ親しんだ行動パターンや生活習慣を変えるとき

解放のきっかけ まったく触れたことにない分野の本を読んでみる

癒しのあとにもたらされるもの 明るさ

33.「膝《ひざ》」の痛み

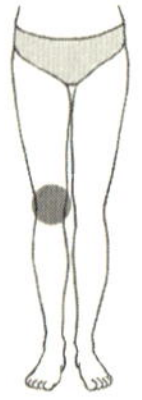

男性の気持ち

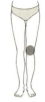

女性の気持ち

心理的要因 パートナーへのいらだち。
過去に言われたことへのこだわり。
我慢していること、わかってもらえないことへのあきらめ

解放のきっかけ ゆっくり噛《か》んで食べる

癒しのあとにもたらされるもの 愛

34.「脛《すね》」の痛み（よくぶつけてしまう）

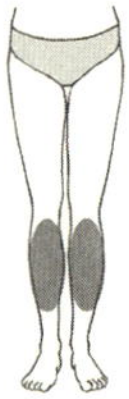

心理的要因 金銭関係のストレス。
支払いに対する不安やいらだち。
計画性や人生設計に関する不安

解放のきっかけ 「重要書類」や「契約書」の保管場所を変える

癒しのあとにもたらされるもの 信頼

35.「ふくらはぎ」の痛み

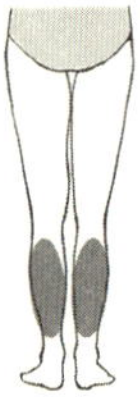

心理的要因 後まわしにする。先延ばしにする。
いまやろうと思っていたことを指摘されることへのいらだち

解放のきっかけ すぐやる

癒しのあとにもたらされるもの 夢中になれるもの

36.「足首」の痛み

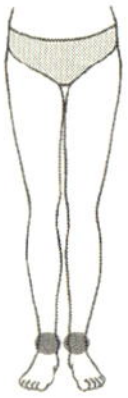

心理的要因 パートナーとのココロの歩調が合わせられない。
仕事仲間との歩調のズレ、方向性の違い

解放のきっかけ 「手首」をぐるぐる回す

癒しのあとにもたらされるもの もっとも大切にしているものの発見

その痛み、なんとかします。〝痛み〟の癒し大全 ◎ 目次

第1部

【〝9つの感覚〟で癒す】まったく新しい「痛み」のセルフセラピー

第2部

【痛みへのアプローチ】
「痛み」を治す、そして癒す方法を知ろう！

第3部

【健康文化の人物史】
「痛み」に挑んだ先人たち

第1部

［“９つの感覚”で癒す］

まったく新しい「痛み」のセルフセラピー

その痛み、自分自身でなんとかできます！

痛みや自覚症状は、いつも私たちの「感覚」を通じてやってきます。
痛みとは「感覚の感度が大いに関係する症状」です。
ということは、感覚の世界を深く知ることにこそ、
痛みのボリューム調整の大きなヒントが隠されているということ。
第１部では、独自の「９つの感覚論」を通して、
痛みのセルフセラピーのヒントを探っていきたいと思います。

痛みのセルフケア
“痛みを痛みでなくする感覚セラピー”

「触覚」エラーからくる痛み（44ページへ） 皮膚の刺すような痛み、皮膚の炎症による慢性的なかゆみと痛み、ヘルペスのプチッとした痛み、さしこむような胃痛、肋間神経痛、坐骨神経痛といった神経痛など
「嗅覚」エラーからくる痛み（48ページへ） 慢性鼻炎や蓄膿症による鼻の奥の痛み、咳が続くときののどの痛みや胸痛、お腹のさしこむような痛み、急な下痢にともなう腹痛、下腹部のちくちくした痛みなど
「聴覚」エラーからくる痛み（52ページへ） うっ血性の痛み、むくみによる鈍痛、腎結石・胆石などによる痛み（尿。胆汁の逆流により生じる）、逆流性食道炎の痛み、心臓の僧房弁狭窄による胸痛など

「平衡感覚」エラーからくる痛み（56ページへ）
ズキンズキンするような頭痛、目の奥の痛み、手足にビリビリと電気が走るような感覚とそれにともなう痛み、あるいは、カラダ中をあちこち移動するような痛み

「視覚」エラーからくる痛み（60ページへ）
とくに上半身の関節痛、ひじ、手首、指先の関節痛が生じたとき、また肩の関節に痛みが走ったとき、頚椎の痛みや寝違いの痛みなど

「方向感覚」エラーからくる痛み（64ページへ）
とくに下半身の関節痛、股関節と膝、足首、足指の関節痛、捻挫やけがの痛みなど

「温度感覚」エラーからくる痛み（68ページへ）
右腹部の痛み、冷えによる急激な腹痛、生理痛、腰まわりの鈍痛、風邪による節々の痛みなど

「味覚」エラーからくる痛み（72ページへ）
歯痛、口内炎の痛み、胃痛、左腹部のガスペイン（お腹がはって痛む）、腹部やリンパをマッサージしたときに生じる痛みなど

痛みは、完全になくしてはいけない

胃が痛むとき、胃の上あたりに手を置きます。

頭が痛いとき、やはり頭に手をやります。

痛みがあると、「カラダ」を意識せざるを得ない……。胃痛、頭痛、その他にも腰痛、膝痛、腹痛など部位や症状はさまざまです。あまりに痛みが慢性的に続くと、痛みを感じるその部分に怒りさえ感じてしまいます。

でも、それはカラダからすると痛み信号を発することで、宿主である私たちに意識を向けてほしいというサインであると考えることができます。

というのも、私は「痛みという感覚が一切なくなってしまったらいったいどうなるか」を詳細にイメージ体験してみたことがあるのです。「無痛覚人間」になって、半日を過ごしてみたらどうなるか……。以下にその体験をご紹介しましょう。

無痛覚人間は、はじめは楽ちんです。とっても快適です。「あぁ、なんて幸せなんだろ～」とすら思います。でも、そのうち、とんでもないことになりました。

無痛感覚人間になると、まず、口のなかが血だらけになってしまいます。どういうわけか、「どんな固いものでも、歯で砕きたい」と思ってしまうからです。

また、足をくじこうが、どこにぶつけようが一切痛みを感じません。「タンスの角に小指をぶつけた！」どころではありません。そんなのはまったく痛くないので、ガンガンぶつけて、足の指の骨にはひびが入りっぱなしです。

さらには、どんな無理な姿勢をしても、どんなにひじや肩をひねっても、まったく痛くありません。すると、人間はやってみたくなるんです。不思議なくらい、あらゆる関節をひねりたくなります。自分のカラダが、どこまで変幻自在に動くのかを試してみたくなってしまうのです。

そんなことをすると、もちろん腫《は》れます。血も出ます。実感をともないにくいですが、痛みなしに腫れたりするのってとても変な感じです（以上は、想像上のイメージ体験です。実際にはしていませんからご安心ください）。

で、私ははたと気づきました。

「これは、このままだと死んでしまうぞ！」

実際に、「先天性無痛覚症」という疾患《しっかん》があります。生まれつき、一切の痛みを感じない病気です。そして、たいていの患者は若年で亡くなってしまうそうです。

痛みがないと、先ほど述べた想像上の私のように、いろいろと危険なことをしてしまいます。子どもの場合だとまわりがどんなに気をつけて育てていても、高いところから飛び降りたり、ストーブで大やけどを負ったり……それはそれは危険なのです。

ある外科医の手記を読んだことがありますが、実の娘さんがこの先天性無痛覚症だったのです。父親がお医者さんですから、どれだけこの病気のことを理解し、どれだけ配慮したことでしょう。それでも、その娘さんは20代で亡くなってしまったそうです。

「痛みがない」というのは、とても恐ろしいこと。

痛みがないと、私たちは長く生きられない。

逆に言うと、痛みがあるからこそ、私たちは寿命を伸ばせるのです。

痛みとは、「中心感覚」の裏の顔

「中心感覚」とは聞きなれない言葉かもしれません。

中心感覚は、「内臓感覚」「生命感覚」「成長感覚」といったものを統合したような、カラダの内側から生じるかすかな感覚のこと。だから瞑想《めいそう》でもしない限り、ふだん感じることはありません。ただ、この感覚には裏の顔があります。それが「痛み」です。

前述したように、「無痛覚人間」をリアルに想像してみて、私にはわかったことがあります。それは、人間は脳が発達したゆえに、人間独特の痛み感覚が進化して備わっているのではないかということです。

私たちの脳には、「視床《ししょう》」という部分があり、ここで脊髄《せきずい》を上がってきた痛み信号の増幅を行っています。同じ圧力刺激でも、すごく痛がる人とそうでもない人がいるのは「視床の感度の違い」と言うことができるかも知れません。

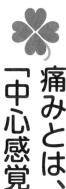

「視床」は脳のほぼ中央に位置し、嗅覚以外のあらゆる感覚情報（体性感覚、痛覚、視覚、聴覚、味覚など）を大脳皮質に送る一大中継基地のような場所です。中央に位置し、感覚がすべて集まり、痛み信号を調整する場所です。

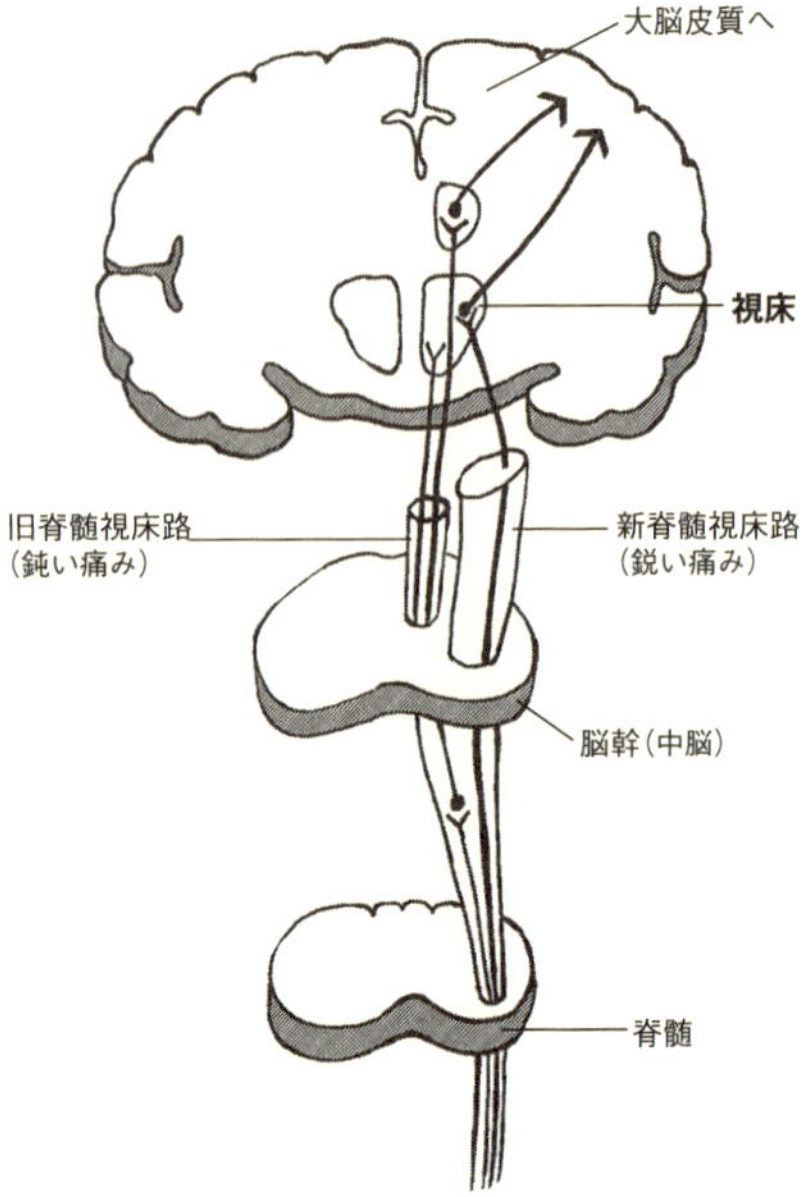

視床を拠点とする痛覚とは、私たちに「中心」を教える感覚なのではないか？

中心軸がブレているときに生じるものこそ、痛みであると言えるのではないか？

私たちは痛みによって、さまざまなことを学びます。それは、痛いめにあいながら、「自分の中心軸を知ることになる」とも言えるのではないか、と考えるのです。

もし「痛みにも意味がある」と考えるならば、むやみやたらに抑制し、消してしまうことは、はたして最前の方法なのだろうか、という疑問が生じてきます。

私は、ボルタレンやロキソニン、イブプロフェンをはじめとする鎮痛剤を否定しません。一刻も早い痛みの緩和が必要なときもありますし、なにしろ慢性的な痛みという症状は体力を奪います。また、体力以上に気力が奪われると、精神が疲弊し、正常でいられなくなってしまいます。だから、一時しのぎに鎮痛剤を飲むことは必要なことだとさえ思います。

けれども、それはやはり「一時しのぎ」であるべきなのです。鎮痛剤は、端的に言えば「痛みの信号を麻痺《まひ》させる」のです。痛みをなかったことにする方法が最新的とも思えません。

私は、痛覚も感覚信号なのだから、感覚同士で打ち消し合う方法があるのではないかと考えています。脳の視床には、あらゆる信号が集まってくると言いましたが、そこに集まる信号同士が調和して相殺し合えば、痛みは、必要以上にひどくはならないのではないか。

そこで考え出したのが、「痛みを痛みでなくする感覚法」（42ページ参照）なのです。

痛みとは、あなたと世界との接点？

あらためて「痛み」というものを考えてみたとき、それは「客観的指標のない症状」だということがわかります。その理由は、その人の外界への感度や精神状態、そして、痛み信号が脳を通過する際に、「感情」もからんでくるからなのです。

カラダの痛みや自覚症状は、いつも私たちの「感覚器官」を通じてやってきます。外界と接するインターフェイスとしての「感覚」を追求していくと、私たちは世界に対して、個々人でさまざまな接し方をしていることが理解できます。その先には、あなたの痛みの個性とその理由もみえてくるかもしれません。

視覚型か、聴覚型か、触覚型か……、嗅覚のするどい人か、味覚のするどい人か……、音感のある人か、平衡《へいこう》感覚に優れた人か……、感覚の違いで、きっとこの世界の受けとり方も相当に違うでしょう。それがその人の痛みの質も決めている可能性があります。

赤ちゃんをずっと観察していると、面白いことに気づきます。生まれたばかりの赤ちゃんは目を開くと、ずっと宙を見つめています。「何を見ているのかな?」とその視線の先を追いかけても、大人の目には何も見えません。でも、確かに何かを見ています。

通常、赤ちゃんは生後2ヵ月ぐらいで目が見えるようになると言います。しかし、その2ヵ月の間、赤ちゃんには何も見えていないのではなくて、むしろ、大人には見えない、いろんな世界をたくさん〝観て〟いるのではないのか、と思うのです。そして、赤ちゃんはそのうちだんだん「ああ、この世界ではこのくらいの範囲でモノを見るんだな」とか「このくらいの範囲で音をキャッチするんだな」と、膨大な波長のなかから、生きていくのに必要な分だけじょうずにチューニングして、視覚の範囲を決めていくのです。生まれたばかりの赤ちゃんは、大人よりもずっと広い世界と共鳴できる……。ただ、そのまま成長してしまうと、聞こえなくていいものまで聞こえてしまうし、見えないものが見えて色覚異常などと言われて、とても生活がしづらくなります。だから、じょうずに調整し、生きていく環境に応じた分だけチューニングして、それを通常の感覚にしていくのです。

現代人は、決して五感が衰えているわけではない

古代、自然のなかで生きていた原始人の視力や聴力は、現代人と比べればはるかに高かったに違いありません。遠くの獲物を見きわめる能力、危険な獣が近づくとすぐに察知できる聴力や嗅覚。アフリカには視力が6・0もある部族がいるそうですが、古代人もそれくらいはあったでしょう。音も、低周波から高周波まで、とても広い範囲で聞き分けられたはずです。

もしもタイムマシンがあって、その原始人が突然、現代に連れてこられたとしたらどうでしょう。たとえば、東京のど真ん中に現れた原始人は、どうなるでしょうか？　おそらく、まぶしすぎて、うるさすぎて、臭すぎて、連れてこられたその途端に卒倒してしまうでしょう。原始人にとって、現代の都市空間は、とても耐えられる環境ではありません。

ということは、反対に考えると、私たち現代人はそれほどに騒々しい環境に対して

じょうずに適応しているのだ、と言えます。

五感が衰えているのではない、人間が弱くなっているのでもない。視覚や聴覚、嗅覚の範囲を狭めて、いまの生活環境でもなんとかやっていけるようにチューニングしているということなのです。

この世界に生きていくということは、すなわち、人間の可能性のなかから必要な分だけをじょうずに取り出し、行きすぎず、足りなさすぎず、環境に適応できる能力を育てていくということなのです。すべての感覚が全開となってしまうと、この世界はとても生きにくくなります。だから、ふだんは環境に適応して感じられる範囲でおさえています。

でも、私たちの感覚の世間は、ほんとうに、ものすごい可能性を秘めているということを忘れないでほしいのです。「見えない」「聞こえない」というのは、私たちの意識が〝線引き〟しただけのこと。私たちのカラダには、自分が把握している何倍もの世界と共鳴できる力が備わっています。「痛み」は、その片鱗《へんりん》を私たちに垣間《かいま》みさせてくれるとても大事な感覚なのです。

おへその位置から「痛みの性質」を見抜く

いわゆる五感とは、「視覚」「聴覚」「嗅覚」「味覚」「触覚」のことですが、私はこれに、「方向感覚」「平衡感覚」「温度感覚」「中心感覚」の4つを加えた〝9つの感覚〟を考えています。

ここであなたの「おへそ」と9つの感覚を対応させてみましょう。おへそのある真ん中が「中心感覚」なります（左ページの図参照）。

おへそを出して、鏡でよ～く観察してみてください。あなたのおへその形はどんなふうになっていますか？　右下に引っぱられていたり、左上に上がっていたり、あるいは、どちらか横に引っ張られたような形になっていませんか？

全身の皮膚《ひふ》はつながっていますが、肩や腰や、頭部の筋肉収縮も、皮膚の引きつれとなって外表に現れます。皮膚はまた、口と肛門《こうもん》からカラダ内部の消化管にまでつながっていますが、胃腸内部の緊張やけいれんなども、粘膜を伝って外表に現れてきま

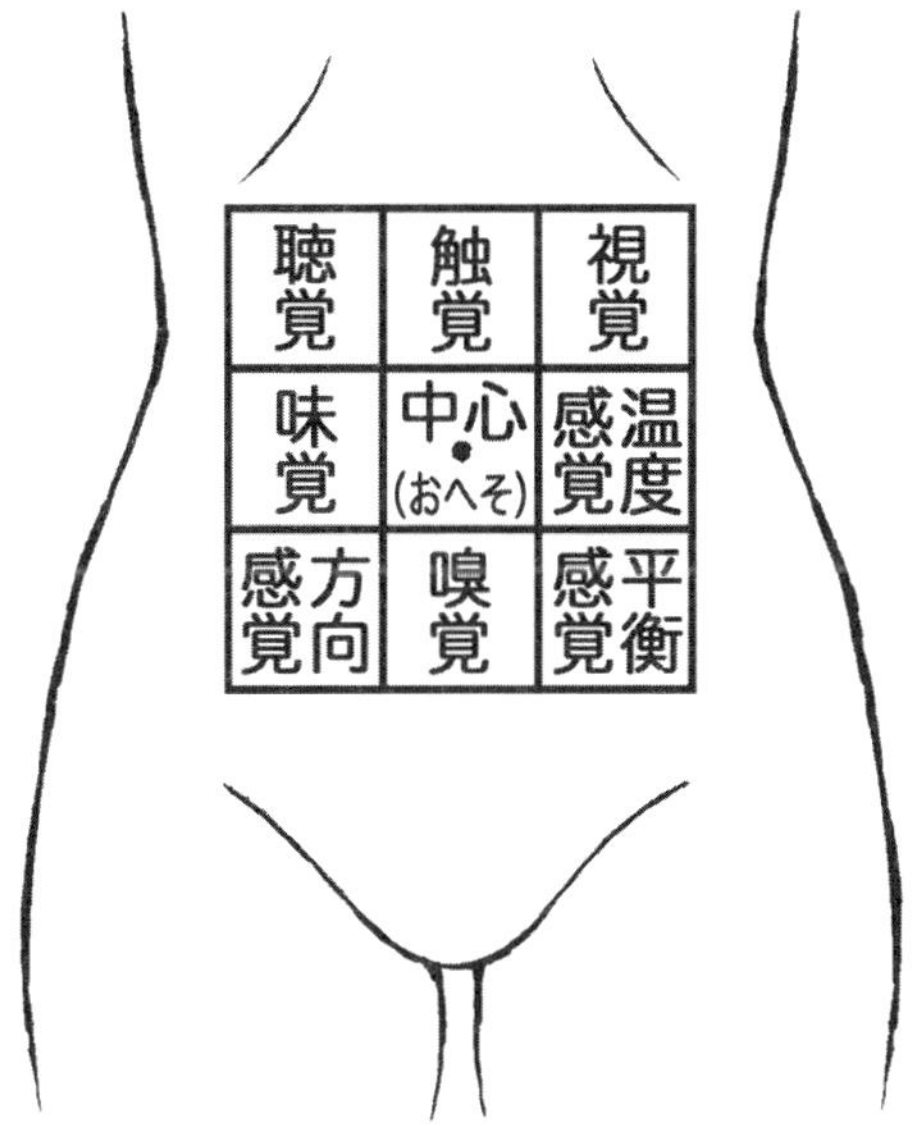

す。カラダ内部の緊張の裏返しが皮膚に現れ、それはすべておへそに集約されてきます。おへその位置を見れば、カラダの偏《かたよ》りが見えるのです。

　そこで、おへそを中心に、９つの感覚の反射を配置しました。これは私が20年間、２万件以上のカウンセリング経験から導き出したもので、それは臨床経験の賜物《たまもの》としか言いようのないデータですが、ここから見えてくる痛みの意味は、非常に本質的です。おへその偏りから感覚のひずみがわかり、そこから痛みの性質がわかるのです。

　次ページから、「９つの感覚」とその〝感覚エラー〟によって生じる痛みについて詳しくみていきましょう。

「9つの感覚」に隠された秘密とは？

まず解説するのは、９つの感覚の「関係図」です。９つの感覚を全体的に俯瞰《ふかん》していくと、そこには痛みという感覚の秘密が現れてきます。

6	1	8
7	5	3
2	9	4

あなたは、「魔方陣《まほうじん》」というものを聞いたことがあるでしょうか？　９つの数字を、上図のようにボックス状に並べると、ある法則が生じるのです。

まず、この表の横に並んだ数字を足《た》してみましょう。

6＋1＋8＝15

7＋5＋3＝15

2＋9＋4＝15

次は、縦です。

8＋3＋4＝15
1＋5＋9＝15
6＋7＋2＝15

そして、ななめも足してみましょう。

8＋5＋2＝15
6＋5＋4＝15

横、縦、ななめすべてが、足すと「15」になってしまう不思議。こうした数字の配置にはいくつかパターンがあって、このような9つの数字を使った魔方陣を「三方陣」と呼びます。ほかにも、「四方陣」や「九方陣」などがありますが、古代エジプトや古代中国では、このパターンを模した図形が魔除《まよ》けや宗教的儀式に使われていたと言います。九星気学もこの法則に則《のっと》っていますね。

6 聴覚	1 触覚	8 視覚
7 味覚	5 中心感覚	3 温度感覚
2 方向感覚	9 嗅覚	4 平衡感覚

さて、ここからが本題です。私はここに、9つの感覚を当てはめてみたのです（上図参照）。

こう並べると、各感覚の関係が、浮きぼりになってくるのです。
よく見てみてください。「5」の中心感覚をはさんで、

「1」触覚　⇕　「9」嗅覚《しゅうかく》
「2」方向感覚　⇕　「8」視覚
「3」温度感覚　⇕　「7」味覚
「4」平衡感覚　⇕　「6」聴覚

という関係が、「対」になって現れてきます。

「1」と「9」
「2」と「8」
「3」と「7」
「4」と「6」

それぞれ足すと10ですね。そして、それぞれ「対《つい》」になっている感覚同士もちょうど反対の性質を持っていることがわかります。

「触覚」と「嗅覚」

触覚は触れていないと感じられませんが、嗅覚は触れずに感じられる感覚です。

「方向感覚」と「視覚」

視覚はいま目の前にあるものを把握する感覚、方向感覚は遠くにある目標に向かって進もうとするヴィジョン感覚とも言えます。

「温度感覚」と「味覚」

味覚は、温度に依存して変化します。たとえば、塩味は17〜40度の間では温度が高いほど強く感じます。苦味は37度以上になって急に強く感じられます。甘味は35度でもっとも鈍感になります。

「平衡感覚」と「聴覚」

同じ「耳」にありますが、聴覚を研《と》ぎ澄ませば平衡感覚は鈍感になり、平衡感覚を研ぎ澄ませば聴覚が鈍感になります。

このように、感覚はそれぞれバランスシートとして働いています。

９つの感覚が私たちにもたらす世界の本質を知ることは、私たちが自分のカラダと自分の外側の世界とどうつき合っているかを教えてくれます。

私たちの感じる痛みは、この「感覚バランスシートのズレ」から生じると言っても過言ではありません。

神経痛やかゆみが生じた場合
⬇「触覚」と「嗅覚」のバランスのズレ

手首、足首、ひじ、膝など四肢の関節痛がある場合
⬇「方向感覚」と「視覚」のバランスのズレ

内臓から反射してくるような腹痛や下腹部痛、胸部痛がある場合
⬇「温度感覚」と「味覚」のバランスのズレ

頭痛、首の痛み、腰痛など背骨や体幹に関する痛みがある場合

➡「平衡感覚」と「聴覚」のバランスのズレ

冒頭、想像上で無痛覚人間になった私が感じた大事なことは、「痛みとは、成長による心身の器の広がりを教える感覚なのだ」ということでした。子どもに起こる「成長痛」が典型的です。痛みとともに成長し、カラダの器が大きくなることで〝制限域〟も広がります。

しかし、この制限域はあまりに偏りすぎると「急性の痛み」というアラームを生じます。また、ふだんの生活の偏りには「慢性痛」としてカラダにサインを送ります。だから逆に、感覚を深くきわめることができれば、感覚を通じてもたらされる急性・慢性の痛みに対するバランスのとり方がみえてくるのです。

神経痛、皮膚炎による痛み（かゆみ）それは「触覚」エラーからやってくる！

触覚の意味

もし触覚だけになって過ごしてみると、そこでは何が起きると思いますか？目も見えないし、音も聞こえない、においもしなければ、もちろん味覚もない。ただただアメーバのような存在として、触れる感覚だけを頼りにのそのそ。すると、まず、あちこちぶつかります。「ぶつかる」という感覚、これは触覚のなせる業《わざ》なんですね（当たり前ですが）。そして、しばらくすると、まわりのものをあれこれ触ってみたくなります。ただし、何が手に触れるかわからないので、けっこう緊張してしまいます。そぉっと身の回りを点検しながら、ゆっくりと、辺りに触れていきます。

ここで、触覚人間になった私はしだいに「外界と自分の距離」というものを知っていくのです。触覚人間になってみるまで、触覚というのは「自分の外側の世界をキャッチするための感覚」だと思っていました。ところが、違っていたのです。触覚だけに頼って、15分も過ごしてみると、触れるモノとモノの間に「自分の存在」を、はっきりと自覚するのです。これはとても意外な発見でした。

なおも触覚のみにひたってしばらくいると、今度は「自分の指先の形」「カラダのサイズ」「自分のカラダがどのように空間を埋めているか」が、リアルに感じられてきました。

触覚というのは、外界をキャッチするというより、「自分という存在の輪郭《りんかく》」を教えてくれる感覚なのだということが理解できました。

ネコのひげ、昆虫の触角など、考えてみると動物は、自分のサイズを常に測っています。それは、自分がどこにいるのかを探っている行為なのです。私たちには、そうしたアンテナはないですが、代わりに「触れる」という皮膚の感覚がそれを果たしてくれているのです。触覚は「自分がここに存在する」ための、とっても大切なセンサーだったのです。

触覚人間の意識状態から、ふつうにもどって、ふと考えました。

「自分」という言葉は、まさしく言いえて妙だな、と。「自らを分ける」と書いて自分。自分の領域を教えてくれる触覚は、まさに自分発見のための感覚だったのです。

触覚エラーによる「痛み」

女性はよくご存じかもしれないですが、お肌には弱酸性がちょうどよいのです。これは、生命が海のなかで誕生したからだと言われています。塩分をたくさん含んだ海水と拮抗《きっこう》するためには皮膚表面（細胞表面）を酸性にする必要があったからです。しかし、「酸」というのは、じつは「攻撃性」も象徴しています。硫酸とか硝酸とかを想像してもらうとわかるように「酸」とは何モノをも溶かしてしまう力です。

だから、外界が危険なものだと察知すればするほど、皮膚表面は酸性に傾きます。お肌が酸性に傾くのは、触れるものを酸で溶かして殺菌してしまいたいという無意識の反応なのです。つまり、お肌の酸度を決めるのは、「外界への信頼度」がかかわっているのです。

こうした前提に立ったとき、触れられて、抱っこされて、スキンシップが豊富に育った子どものココロが安定していると言われる意味がよくわかります。

触覚は、赤ちゃんが最初に身につける感覚です。もっと言えば、生物がアメーバとして誕生したとき、最初に感じたのも触覚だったはず。触覚は「安心」「信頼」の象徴的感覚、そして「自分がここに存在する」ことを認識する感覚なのです。

子どもをスキンシップいっぱいに育てるということは、心理的にも「ここに存在をしてもいいよ」というメッセージをたくさん注入することになります。自己存在を認められるというのは、人間にとってきわめて重要な基本感覚です。

皮膚の刺すような痛み、皮膚の炎症による慢性的なかゆみと痛み、ヘルペスのプチッとした痛み、さしこむような胃痛、肋間《ろっかん》神経痛、坐骨神経痛といった神経痛などは、「信頼され、安心することができていますか？」という触覚からのアラームなのです。

触覚エラーのセルフケア

① 脳の頭頂部に、触れるという感覚の中枢《ちゅうすう》があります。ときどきでいいので、頭頂部をマッサージしてみましょう。

② 指先に意識を集中してみましょう。目をつぶり、いろんなものを手で触ってみましょう。座ったまま届く範囲で、3分間だけでけっこうです。

刺し込むような腹痛、のど、耳の痛みや鼻の奥の痛み それは「嗅覚」エラーからやってくる！

嗅覚の意味

嗅覚人間は、におい、香りにとても敏感です。嗅覚というのはほかの感覚とは違って、直接、脳に響く感覚なのです。嗅脳《きゅうのう》（嗅球とも言う）は、鼻腔《びこう》の上に薄い壁を隔てて乗っかっている脳です。嗅脳から鼻腔へと「嗅糸」という神経が伸びています。鼻から吸い込まれた香りの微粒子は、鼻腔に突き出したこの嗅糸がつかまえてそれを信号に変えてすぐ上の嗅脳に伝えるのです。その距離は、視覚や聴覚と比べると圧倒的に短いのです。

視覚や聴覚というのは、目や耳から脳に届くまで、視神経や聴覚神経を通るので、少し距離があって、脳に届くまでの間に多少の選択的処理を行っています。ところが、嗅覚についてはそんな暇《いとま》はありません。においはなんと言っても直接的なのです。

嗅覚人間になってみるとわかりますが、嗅覚人間にとって、世界はまさに「ダイレクト」でした。ダイレクトな世界とは、世の中そのまんまということ。装飾や演出のない世界。嘘や偽りの入り込む余地がないので、事実がそのまま感知されるのです。「真実を嗅ぎ分ける」なんて言いますが、嗅覚が私たちにもたらしているものとは、真実を直接的に見きわめる力なのです。動物の嗅覚が発達しているのは、自分にとって危険かどうかをすばやく判断するため。危険を察知するのにそんなに時間をかけられないですからね。生命にとって危険かそうじゃないか、というのは、視覚や聴覚ではなく、何の加工もしない嗅覚でなければ担当できないのです。

嗅覚人間になった私が感じたのは、痛いくらいに「ひりひりする世界」でした。テレビから発せられる装飾、装飾、また装飾の電波。世界の人々が発している演出、気づかい、遠慮、抑圧、がまん……。嗅覚人間には、そうした雰囲気というか気の流れが、びんびんと伝わってくるのです。

嗅覚だけで生きていこうなんて、かなりの勇気がいります。嗅覚人間は、周囲のいかなる情報にも揺るがない、自分に嘘のない人間です（犬が、なぜあれだけ正直な生き物なのかがよくわかりました）。

嗅覚エラーによる「痛み」

嗅覚は、世の中をまったく加工することなくリアルに感じさせる感覚です。鼻は、目のように閉じるということはできませんから。嗅覚は否応なく飛び込んでくる情報に向き合う感覚なのです。だから、感じないようにするには、鼻づまりか、嗅覚を麻痺させるかしか方法がありません。

しょっちゅう鼻づまりを起こして嗅覚が鈍感になっている人は、「ダイレクトな嗅覚の世界をそのまま受けとることができないとても繊細な人」と言えます。傷つきやすいからこそ、自分の嗅覚を抑圧し、麻痺させようとするのです。においが麻痺するというと大げさに聞こえますが、でもこれは、じつはふつうの人にもよく起こる現象なのです。

たとえば、ある部屋に入った瞬間、嫌なにおいを感じても、しばらくいるとだんだん慣れてきます。いったん外に出てまたその部屋に入ると、改めてそのにおいを感じます。ここからわかることは、「私たちは嗅覚を通じて、自分とその空間や空気との相性をしっかり探っている」ということです。

嗅覚は、自分の正直さに響く感覚です。その正直さを基準に周囲との相性をはかっています。この基準を誰かに委ねてしまうのではなく、ダイレクトで生々しい世の中にしっかり向き合い、自らの内側に正しい選択を見出していかなくてはなりません。慢性鼻炎や蓄膿症《ちくのうしょう》による鼻の奥の痛み、咳《せき》が続くときののどの痛みや胸痛、お腹のさしこむような痛み、急な下痢にともなう腹痛、下腹部のちくちくした痛みなどは、「自らの希望、要望、決断を恐れのために回避していませんか？」という嗅覚からのアラームです。

嗅覚エラーのセルフケア

①　嗅覚の弱い人は、なぜかお腹が緊張している人が多い。お腹を柔らかくするにはマッサージと、深い深い腹式呼吸が効果的です。

②　左の太ももの緊張を解きましょう。歩くときに最大の力を出す太もも。右足はまさに意識的な行動が、左足にはそれに引きずられるような内面の無意識が反映されやすいのです。嗅覚はこの無意識に反応します。どうぞ、左太ももをときどきマッサージしてあげてください。

うっ血性、むくみによる痛み、結石による痛み それは「聴覚」エラーからやってくる！

聴覚の意味

耳は、外側から外耳《がいじ》、中耳《ちゅうじ》、内耳《ないじ》となっています。外耳は鼓膜《こまく》より手前の空洞です。中耳には耳小骨《じしょうこつ》という人体のなかでも最も硬い骨があります。内耳は耳のいちばん奥にあり、聴覚をつかさどる蝸牛《かぎゅう》と平衡感覚をつかさどる三半規管からなっています。蝸牛も、三半規管も、内部はリンパ液で満たされています。

注目してほしいのは、

◎外耳…空洞…気体伝導
◎中耳…骨…固体伝導
◎内耳…リンパ液…液体伝導

という関係です。耳のなかに、音の振動を、それぞれ気体、固体、液体の順で受けとる構造があるということです。

聴覚人間になってみて私は、「はっ！」と気づくものがありました。

◎気体は、目に見えないもの、スピリットなものを受けとる
◎固体は、物質的なものを受けとる
◎液体は、感情的なものを受けとる

それぞれのアンテナと考えてみてはどうでしょう。

なるほど、よく考えてみれば、「空気中」って、細かい振動からものすごく長い波長の振動まで、さまざまな振動で満たされています。そのなかで私たちの可聴領域というのは、せいぜい20Hz《ヘルツ》から４００Hzの範囲なのです。私たちの聴覚は、空気中のさまざまな振動の一部分を切り取って、音として認識しているにすぎないのです。

地球上は、ほんとうは音で満たされていて、私たちの周囲の空気は、すごい周波数の、すごい情報量を携えています。でも、もし空気中の振動がぜんぶ音として聞こえてしまったら、それはそれはうるさくてかないません。だから耳は、私たちが日常に生きていくのに必要な分だけを音に変換してくれているのです。

聴覚エラーによる「痛み」

音は「日が立つ」と書きます。音としては聴こえませんが、日光ですら振動です。地球上に降り注ぐさまざまな振動を、あなたはすでに「受けとって」いるのです。観《かん》音様《のんさま》は、読んで字のごとく「音を観る」と書きます。観自在菩薩とも呼ばれますが、観音様は音を自在にあやつることができる天才アーティストなのかもしれません。

そして、私は聴覚にも観音様は宿っていると考えます。まず「外耳」でSPIRITに届く情報として吸収され、次に「中耳」でBODYに届く情報として吸収され、最後に「内耳」でMINDに届く情報として吸収される。周波数を仕分けし、それぞれのレベルでしっかり受けとる力が聴覚なのだ……。

私は、音として聴こえる領域は「MIND」への振動として伝わると考えています。それは、液体である血液、リンパ液の細かな振動として、さざ波のように全身の細胞に伝わっていくのです。

ある種の音楽や、自然の音があなたの感情を落ち着かせ、逆に感情を高ぶらせたりするのは、聴覚の媒介が、まさしくカラダの水分であり、MIND領域であるからなのです（英語で「ユーモア」とも「体液」とも訳される）。そう考えると、難聴や耳鳴りは、カラダのどこかの血液のつまりや体液の逆流による伝導性の低下や反響音と考えることができるかもしれません。

同時に、うっ血性の痛み、むくみによる鈍痛、腎結石・胆石などによる痛み（尿。胆汁の逆流により生じる）、逆流性食道炎によるのどの痛み、心臓の僧帽弁狭窄《そうぼうべんきょうさく》による胸の痛みなどは、「受けとったものを適切に仕分けできていないよ」という聴覚からのアラームとみなすことができます。

聴覚エラーのセルフケア

① 耳もみマッサージ

人差し指と親指で、耳の中心あたりをつまんで引っ張ります。2〜3回ほど引っ張ってから、人差し指、親指を使って、曲げたり指圧したりしてみましょう。

② 背骨をまっすぐに伸ばして音楽を聴く

音の振動は、背骨を通って全身に伝わると言います。お気に入りの曲を選んで、一曲通して、背筋を伸ばしたまま聴いてみましょう。

ズキズキする頭痛、カラダのあちこちを移動する痛み それは「平衡感覚」エラーからやってくる！

平衡感覚の意味

今度は平衡感覚です。平衡感覚人間が、まず感じるのはなんだと思いますか？

それは「重力」です。平衡感覚は、重力ぬきには生じ得ないのです。平衡感覚だけに特化して過ごしてみると、それはもう「おぉ、重力‼」という感じです。重力に拮抗して二本足で立つ自分の姿が、とても頼もしく思えました。

重力とは地上にあまねく働いています。重力は、地上に住む者に等しく作用する共通のルールみたいなもの。宇宙空間に飛び出さない限り、重力から逃れることはできません。平衡感覚人間になってみて、私は、「人間って、生まれた時点で重力という絶対ルールを背負っているのか」と思いました。

そして、平衡感覚だけに絞ってしばらくいると、この重力という重くのしかかった万物共通のルールが、しだいに姿を変えていくのに気づきました。

それは、人間としてのルール、日本人としてのルール、この国のこの地域に住んでいるというルール、この肩書きでこういう生き方をしているというルール、日常生活を送っている「私」というルール……。どんどん形を変え、「個別化」していきます。ここで私は、「お前は、地に足つけてしっかり生きているのか！」と問い詰められている気分になりました。同時に平衡感覚とは、自分に与えられたルールに対して、そのプレッシャーに負けないで生きていこうとする感覚なのだと理解しました。

ここで、あなたが平均台に乗っている姿をイメージしてみましょう。平均台は、その人の平衡感覚を試すかっこうのシチュエーションです。あの狭くて細い場所に自分の身を置くというときに、平衡感覚は如実に試されます。そしてそのとき、私たちの動きはとてもぎこちなくなります。でもこれは、実際の平均台でなくとも、たとえば地面に細い2本の線をひいて、その間をはみ出さないように歩きなさいと言われただけでも、起こります。

はみ出しても安全だとわかっていても、動きはぎこちなくなる……。つまり、「何かからはみ出しちゃいけない」と思うだけで平衡感覚は強く機能するのです。

平衡感覚エラーによる「痛み」

平衡感覚が求められるとき……。それは、決められた範囲、決められたレールの上、決められた役割や、肩書き、あるいは誰かから「はみ出してはいけない」と強く期待されたとき……。

私は、平衡感覚人間になってみるまで、平衡感覚って、もっと三半規管だけで生じるシャープな感覚かと思っていました。しかし、そうではなかったのです。平衡感覚はまず、「足」にやどっていました。みんなに乗り遅れまいと必死にふんばる「足」です。次に「心臓」でした。古代エジプトでは、死者の生前の人生が、その人のもともとの命の意図と均衡を保っていたかどうかを検証するため、死者の心臓が天秤《てんびん》にかけられたと言います。心臓は、人生のバランスをはかる臓器とみなされていたのです。そして、3つめは「三半規管」です。この3つの部位の連携のなかで、強固にネットワークされているのが平衡感覚だったのです。

だから、姿勢が悪く、ふだん立っているときに、三半規管―心臓―足のラインがぶれてしまっているような立ち方で過ごすことが多いと、めまい、立ちくらみ、低血圧といった平衡感覚を失うような症状が起きやすくなります。また急に動悸《どうき》が起こったり、電車に乗ったときにパニックになりそうになるのも、平衡感覚エラーが起きているサインです。

ズキンズキンするような頭痛、目の奥の痛み、手足にビリビリと電気が走るような感覚とそれにともなう痛み、あるいはカラダ中をあちこち移動するような痛みの場合は、平衡感覚からのアラームです。それは「ルールなんてはみ出してしまえ！」「でも、怖くてはみ出せない」というココロの葛藤《かっとう》を表現しています。これらの痛みは、ふだんいかに狭い範囲、狭いルールの上に自分をしばっているかの象徴です。

平衡感覚エラーのセルフケア

① 地に足をつける……裸足《はだし》になって土のなかに足を埋めてみましょう。地に「足をつける」を実際にしてみるのです。まさにアース。足にたまったアンバランスの元を地中が吸いとってくれるのをイメージしてください。

② 心臓の鼓動を感じる……ときどきでいいので、そっと胸に手を当てて、あなたの鼓動を1分間感じてあげる習慣を持ちましょう。

首の痛み、ひじ、肩、手首の関節痛
それは「視覚」エラーからやってくる！

視覚の意味

次は「視覚」です。現代人の情報処理は7〜8割が視覚からだと言われます。だから、私たちは意識せずとも「視覚人間」です。そして、視覚人間は四角い。駄洒落《だじゃれ》ではなく、これはテレビやパソコンの画面の形のせいだと思われます。見たものを、私たちは、なぜか四角くとらえようとします。視野の範囲を四角く固定して、その枠組みに首や腰の動きを制限してしまうのです。現代人のカラダはいわば、視覚に従属していると言っても過言ではありません。

生命が誕生したのは38億年前のことですが、眼が誕生したのは5億4300万年前。生命誕生に比べると比較的最近のことなのだそうです。でもそれは、非常に画期的なできごとだったはずです。「世界を見たい」「世界に色がほしい」。そんな欲求が視覚を生み出し、最初はとっても原始的な光感知センサーだったろう眼は、その後どんどん複雑な進化を遂げ、さまざまな「色」を獲得しました。見ることはつまり、この世の膨大な出来事のなかから、あなたの選択した事象に、光と色を与えることなのです。あなたが何かをフォーカスすることで、その対象への「色」が生まれます。少し奇妙に聞こえるかもしれませんが、「色」というのはこの宇宙に物理的に存在しているのではなく、光と影のバリエーションとして、あなたの脳が生み出しているものだからです。

視覚人間になって、私はふと大きな疑問にぶつかりました。ほんとうに木々は緑色なのだろうか？　私が見ている緑の濃度と、ほかの人がみている濃度ってほんとうに同じなの？　まさか、私の認識している緑が、他の人のオレンジ色だったらどうしよう⁉　しかし、実際に比較できませんから、だれにもわかりません。「痛み」と同じで、私には、私の視覚の認識に沿ってしかそれを認識できません。また、その選択によって、私は私の人生をつくり、あなたはあなたの人生をつくっているとも言えます。

あなたの人生は、あなたが見たものの断面写真をつなぎ合わせた連続写真のようなもの。不安にばかり目を向ければ、人生は不安なものになるでしょう。逆に、どんなことにも幸せの着眼点があれば、幸せな人生をつむぐことができるはずです。

視覚エラーによる「痛み」

私たちは、眼を開ければ、３６０度方向の、どんな映像も選択できます。ただ、視野範囲と距離によって、この地球上で起こっているほんの一部しかとらえることはできません。さらに、視覚情報というのは網膜が像を結んで、脳の後ろで情報処理されるまで０・１秒かかるのです。なんと私たちは、現実の世界で起こっている現象を、リアルタイムで見ることができません。いつも実世界から０・１秒というタイムラグがあるのです。これは逆に、０・１秒の世界で、私は私の見たいように世界を加工している可能性があるということを示しています。

こんなエピソードがあります。昔、大航海時代に、大きな船に乗って未開の土地に着いた船長が原住民と身振り手振りでコミュニケーションしたとき、こんなやりとりがあったそうです。身振りで原住民が尋ねていたのは、「あなたたちはどうやってここまできたのか？」ということでした。船長が「えっ、あの船に乗ってきたんだよ」と指さすと、原住民にはそれが認識できません。「どれ？」「あれっ！」「えっ？ どれ？」「あれだよ、見えないの？」。実際、原住民の方々には見えなかったのだそうです。近づいていき、その船に触れてからようやく見えるようになった。不思議ですね。

これは、「人は視覚を通じて見たいものを見たいように見ている」ということを象徴するエピソードです。言い換えると、「視覚とは、慣れ親しんだ見方で世界をとらえようとする感覚」ということなのです。

視覚は、関節と関連します。とくに上半身、ひじ、手首、指先の関節痛が生じたとき、また肩の関節に痛みが走ったとき、頸椎《けいつい》の痛みや寝違いもそうです。それは、自分の慣れ親しんだモノの見方（コンフォートゾーン）で昨日とまったく変わらない毎日を送ってないか？　毎日のちょっとした冒険を避けていないか？　という視覚からのアラームなのです。

視覚エラーのセルフケア

とにかくできるだけ目を閉じて、脳を休ませるようにしましょう。また、至近距離ばかりで強制されている視点を遠いところに合わせて、目の緊張をほぐしましょう。1・6km〜2km先まで視界を遮らないようなロケーションを探し、ときどき、そこへ出かけて遠い視野で風景を楽しみましょう。

腰痛、股関節痛、膝、足首の痛み
それは「方向感覚」エラーからやってくる！

方向感覚の意味

なんのトラブルに巻き込まれることなく、電車の遅れや赤信号などにも遭遇せず、快適な一日を過ごせた日はとても気分がいいですよね。そんな日は、体内リズムとその日の目的とが調和しているのです。太陽の光と地磁気を感じる力を磨くと、ものごとはとてもスムーズに運びます。シンクロニシティ（共時性）も働きやすくなり、必要な情報や会いたいと思った人が向こうからとびこんできたりします。

方向感覚にアクセスしてみて私は、はたと気づきました。「方向感覚は、運やツキと大いに関係がある感覚なのではないだろうか」「ストレスを感じない人というのは、方向感覚が優れているのではないだろうか」。

方向感覚を担当しているは、「松果体《しょうかたい》」です。眉間《みけん》の奥、脳の真ん中にある部位です。松果体は体内時計を調整していますが、どのように体内リズムをとるかというと

「光を感じている」のです。松果体の構造は眼の網膜とよく似ていて「第3の眼」とも呼ばれます。

太陽の光はいつも地球に届いていますが、地球が自転しているために、昼と夜が生じます。つまり、光の変化を感じる松果体は、同時に地球の自転を感じている、ということになるのです。渡り鳥たちは、優れた方向感覚によって目的地へと飛んでいきますが、それは光によって地球の自転を敏感に感じとっているからです。

方向感覚を内側から体感しようと、私はしばらく目を閉じて、松果体にアクセスしてみました。朝日を感じ、夕日を感じる。自然の光の量の変化が、松果体を通じて体内リズムを生じさせています。そしていくつかわかったことがありました。

①　ひとつの場所は、ある人にとっては東に位置し、ある人にとっては西に位置します。東西南北は、その人の立脚点がどこにあるかによって初めて決まります。方向感覚には「私がどこにいるか？」がまず必要なのです。

②　そしてなおかつ、方向は「動くこと」が前提になっています。静止していては、「方向」は意味をなしません。方向感覚とは動くことによって生じる感覚なのです。

方向感覚エラーによる「痛み」

私たちの日常には人工的な光が多いです。蛍光灯やパソコンの光は、目には見えない高速度で点滅しているのだそうですが、そういったノイズにさらされているうち、次第に松果体の力が落ちてしまいます。

方向感覚は、松果体を通じて、太陽の光と磁場の動きを感知する力です。私が「方向感覚人間」になって気づいたのは、私たちは「空気という海の中を泳いでいる」ということでした。私たちが魚を見て、水のなかにいると認識するように、もし宇宙人がいて、人間や動物を見たならば、海のようななかをもそもそと泳いでいるように映るかもしれません。そしてこの空気の海には、磁気の変化による磁場の濃淡があることもわかりました。

磁場の濃すぎるところは、なにやらいろんなものがたまっているので、イライラしたり、事故にあいやすかったり、人間関係トラブルが生じやすかったりします。逆に磁場の薄すぎるところは、疎外感や孤立感を感じやすくなります。この磁気の濃淡を感じるセンサーは、意外と重要です。

「おいっ、なんで、前に割り込むんだ！」

「なんで、あの人とはいつもうまくいかないのかな？」
「なんで、いま、やろうと思っていたところを邪魔するの？」
「なんで、いっつもうまくいかないんだ？」

こういったことが、すべて磁気の読み間違いで生じるのだとしたら……。

方向感覚も視覚と同様、関節と関連しています。とくに、「痛み」にともなう下半身、腰、股関節《こかんせつ》と膝、足首、足指。これらの関節痛、捻挫やけがの痛みも方向感覚からのアラームです。

方向感覚エラーのセルフケア

①　方位磁石を用意します。磁石が北を指す方向に向かって座り、北、南、東、西を認識します。東から昇ったお日様がゆっくりと西に沈んでいく様子をイメージしながらしばらく瞑想《めいそう》してみましょう。あなたの居場所をはっきりとさせるのです。

②　朝日を浴びましょう。週に一度でけっこうです。朝、いちばん最初の光に身を委ね、松果体にほんとうの光に対する感度を思い出させましょう。

生理痛、風邪をひいたときの節々の痛み　それは「温度感覚」エラーからやってくる！

温度感覚の意味

面白い実験があります。大きめのコップを3つ用意し、ひとつにはお湯を、ひとつには冷水を入れます。そうして真ん中に常温の水を置きます。お湯と冷水とにそれぞれ片方ずつの手をつけてみます。そして、「熱い！」「冷たい！」を同時に感じます。しばらくして、今度は両手を同時に真ん中の常温の水につけてみます。すると、お湯につけていたほうの手は、冷たいと感じ、冷水につけていたほうの手は、ぬくい、いいと感じます。冷感と温感とが混在する、なんとも言いようのない感覚なのです。

そして、そのままもう少しいると、今度は、温度が移動する「流れ」を感じます。温度は、高いところから低いところに流れますが、温度感覚とは、この「流れ」を感じる感覚と言えるのです。

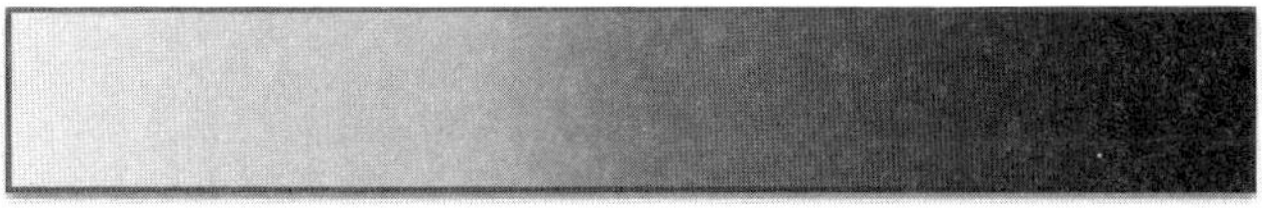

上の図で、あなたはどこまでを灰色として線引きしますか？

かなり左よりに線を引く人もいれば、かなり右よりに線を引く人もいるでしょう。その人の灰色に対する、あるいは、黒と白に対する価値観が線引きの位置に反映されるはずです。

温度も、温度を感じる主体が、どの状態にいるかが重要です。

たとえば、43度のお風呂につかっていた人は40度のお湯をぬるいと感じるでしょうし、37度のお湯につかっていた人は40度のお湯を熱いと感じるでしょう。こちらの状態が、相手の温度を相対的に決定しているのです。

「相対的」とは決して割り切れない世界。そこには万人に通用する答えはなく、結論を急がない世界です。

温度感覚とは、きわめてアナログ的で相対的な感覚だということが、温度感覚にアクセスしてみてわかりました。そこは、じわじわとしたグラディエーションの世界なのです。

温度感覚エラーによる「痛み」

現代は、デジタル化社会で、コンピュータ言語も0と1で成り立っています。「0か1」「オール・オア・ナッシング」「病気か健康か」、デジタル社会は二者択一的に結論を急ぐことになりがちですが、カラダにとってこれはあまりなじみません。私たちのカラダは常に変動し、じわじわとしたグラディエーションのなかで、0と1の間の小数点を行き来しながら生きています。温度感覚とは、この「相対的」な世界を象徴する感覚なのです。

そして、相対的とは「他との関係において成り立つさま」と辞書にはあります。私は温度感覚人間になって、「他者との関係」というのを強く感じました。温度とは、一人では感じられないもの。自然との関係、社会との関係、宇宙との関係、ほんの小さな一輪の花との関係、もちろん、周囲の人との関係……。そして、そうした関係のなかで、ちょっとした感動をいつも感じることがとても大事なんだと思いました。

温度の正体は、端的に言えば分子の振動です。すべての分子の運動が停止するとき、この世から温度は消滅します。極限の寒さ、冷たさ。これを「絶対零度」と呼びます。私たちのカラダが寒さに震えるように、地球上の分子も、寒いから震えているんですね。分子が震えるからこそ、この世には温かみがある。絶対零度に比べれば、すべてのものは温かい。そして、この温かみを感知する力こそ温度感覚なのです。

右腹部の痛み、冷えによる急激な腹痛、生理痛、腰まわりの鈍痛、風邪《かぜ》による節々《ふしぶし》の痛み、そのような痛みは、「周囲からの助けを拒絶してひとりでがんばりすぎてないか？」という温度感覚からのアラームです。

温度感覚エラーのセルフケア

①「対話」って、人に温かみを与える最大にして最高の冷え性対策なのではないかと思います。一方的な話ではなく、「対話」です。こちらも耳を傾け、相手も耳を傾ける。そんな余裕のあるコミュニケーションの機会をたくさん持てば持つほど、カラダにはほんのりとした温かみが内側からわいてくるのではないかと思います。

②「感動に打ち震える」と言いますが、感じて動くと書いて「感動」です。感動することは、カラダの内側に新たな振動を起こし、自分のカラダとこの世の中に温度を提供することになるのです。

歯痛、口内炎の痛み、慢性の胃痛
それは「味覚」エラーからやってくる！

味覚の意味

「味わい深い人生」と言いますが、人生って、どうして「味わう」のでしょう？

人生を聞く……、人生をにおう…、人生をみる……、人生をさわる……。たしかに、どれもピンときませんね。やっぱり人生は、味わうもの。そう。ここに味覚の本質が表れているのです。

味覚の秘密は、「舌」にあります。口のなかにイメージを投射すると、舌がつくりだす口のなかの「空間の形」がはっきりと自覚されます。声をつくりだすのは、声帯のあるのどの奥から唇までの一連の空気の振動ですが、その振動に固有の意味をもたらすのは、大きな筋肉である舌の動きなのです。舌は柔軟にその形を変えることができます。同時に舌の形に応じて、口のなかの空間も形を変えることになります。

味覚人間になった私は、でき得る限りの「口の中の形」をつくってみました。舌の形を変えることで、言葉が生じるのです。そして同時に、その「圧」によって、口のなかの粘膜が刺激されます。口のなかのもうひとつの秘密は、唾液腺《だえきせん》でした。口のなかには、耳下腺《じかせん》、顎下腺《がっかせん》、舌下腺《ぜっかせん》という三大唾液腺というのがあります。奥歯ですりつぶすような噛み方では「耳下腺」が、あご全体を使って食いしばるようなときは「顎下腺」が、前歯で噛みつくような噛み方では「舌下腺」がそれぞれ刺激されます。

味覚人間になって、唾液がとても重要な働きをしていることが理解できました。どれだけいい食材で、どれだけ手の込んだ料理を食べても、唾液が出なければ味はまったくわかりません。ぱさぱさした状態でなにを食べても、おいしくありませんよね。そう、味は、食べるものについているのではなく、こちらの口のなかで唾液がつけるものなのです。

味というのは、これまでどんなブレンドで唾液が出たのか、過去の体験が反映されるそうです。これまで人生で味わってきたものこそ、これから未来のカラダをつくる材料に味をつけることになっているのです。なるほど、人生は「味わう」とは、そういうことだったのか……。

味覚エラーによる痛み

味わい深い人生とは、カラダに入ってきたものを溶かし、変容させる能力を十分もっている様子を比喩《ひゆ》的にさすものです。砂やビニールや髪の毛は口のなかで明らかに違和感を生じますが、これらは唾液に溶けないものだからです。東洋医学によれば、

◎甘味は、脾臓《ひぞう》を刺激します（あなたの無意識の領域に心地よさをもたらします）
◎塩辛さは、腎臓を刺激します（あなたに慎重さをもたらします）
◎酸味は、肝臓を刺激します（あなたに緊張感やがまん強さをもたらします）
◎苦味は、肺を刺激します（あなたに意志力や成長する力をもたらします）

現代の食生活において、もちろん食材選びはほんとうに大切だと思います。いまの世の中で、信頼できる食べ物を探すアンテナはとても貴重です。でも、せっかくの食材も、ちゃんと唾液が出ていないない食べ方をしていてはもったいない。昔、玄米菜食を実践しているクライアントさんが「私は、とっても食事には気をつけています。玄米、旬のもの。野菜は、完全無農薬のものを直接農家さんから取り寄せています。なのに、どうして、私は病弱なんでしょうか？」とおっしゃって来られました。「あれはよくない」「これはよくない」という警戒心は、消化液の分泌をも警戒させてしまいます。

そのストイックさが、十分な唾液の分泌を抑圧していたのでした。

「ああ、おいしいな〜、今日も食事が楽しみだな〜」、そんな気分で、誰かと会話しながら食べる食事こそ、食材を上回る最高の調味料なのかもしれません。

歯痛、口内炎の痛み、胃痛、左腹部のガスペイン（お腹がはって痛む）、腹部やリンパをマッサージしたときに生じる痛みなどは、「ゆっくりいまを味わっていますか？」という味覚からのアラームです。

味覚エラーのセルフケア

①ちょっと上品ではないですが、口のなかに唾をためてみましょう。唾液は、そのブレンドによっては、ガン細胞を溶かすという実験結果もあるほど免疫性に富んだ液体です。舌がなければ言葉も、味もありません。モノトーンな受け身の人生。受け身だと唾液が出ない、言葉が出ない。つまり、人生に味をつけられないのです。
②口のなかでの分解能力が高い人は、そのあとに続く胃や消化器系に負担を与えることも少ないです。毎食の最初の一口目から始めましょう。30回はよく噛む。最初の一口めだけでけっこうです。二口目からは唾液が出やすくなりますので。

＊

ここまでみてきた8つの感覚は、中心感覚を間にはさんで、

「1」触覚　⇕　「9」嗅覚
「2」方向感覚　⇕　「8」視覚
「3」温度感覚　⇕　「7」味覚
「4」平衡感覚　⇕　「6」聴覚

という対の関係をもっています。

6 聴覚	1 触覚	8 視覚
7 味覚	5 中心感覚	3 温度感覚
2 方向感覚	9 嗅覚	4 平衡感覚

再度、上図をご覧ください。

それぞれ逆方向にある感覚に意識を向けることで感覚同士のバランスをとっていくことができます。該当する感覚のセルフケアで功を奏さないときは、逆方向にある感覚セルフケアも実践してみてください。

痛みはあくまで、カラダ全体のアンバランスメッセージ。痛みを封印する前に、感覚のアンバランスを修正する工夫をしてみましょう。

第2部

［痛みへのアプローチ］

「痛み」を治す、そして癒す方法を知ろう！

その痛み、プロのケアでなんとかできます！

セルフセラピーの次は、専門家へのかかり方です。

痛みの治療は日進月歩。病院にかかるにしても事前に調べておきたいことはたくさんあります。

なお、日本において「治療」ができるのは、国家資格を持った「医師」「理学療法士」「鍼灸師」「あん摩マッサージ指圧師」「柔道整復師」のみです。その他は、民間資格であると心得ましょう。

「痛み」の患者学
患者側の〝選択能力〟が問われる時代

第2部は、「痛み」という症状に対して、セルフケアでは対処しきれない際の、病院へのかかり方、さらに、いわゆる「セラピー」「代替医療」に意識が向く際の、適切なナビゲーションができるよう実用的に紹介することを目的としています。

どのようにつき合い、どのような効果を求めるべきか。それを知るために、代表的な療法の全体像を俯瞰する構成となっています。

たとえばいま、「頚椎症」という症状が急増しているそうです。パソコン、スマホ、タブレット……小さくて四角い画面に視点を固定していると、カラダの動きもその視野の範囲に固定され、肩や首にひずみを起こして、首から腕、指先まで痛みやしびれが生じるのです。

頚椎症は今後も爆発的に増えていくと予想されますが、あなたがもし、首や肩、腕の急激な痛みに襲われたとしたら、どんな対応策を講じるでしょう。

まず、病院に行ったとしましょう。しかし、初めて病院に行って、外科、形成外科、整形外科の違いがわかる人はまれでしょう。

外科は手術を担当します。心臓手術専門を心臓外科医、脳の専門を脳外《のうげ》などと言いますね。形成外科は、生まれつきの見ための異常（耳の変形や口の異常）や皮下の腫《しゅ》瘍《よう》などを扱います。美容形成も形成外科の守備範囲です。３つの科のうち、頚椎症を含む、捻挫・打撲・骨折・腰痛・関節痛を扱うのは整形外科です。

しかし、世の中には、整形外科以外に、痛みの専門家はたくさんいます。鍼灸、指圧、マッサージ、接骨院、整体、カイロプラクティック……。オステオパシーやＰＮＦといったアメリカで高い評価を受けている手技療法もあります。では、アロマトリートメントやリフレクソロジーなどはどうなのでしょう。

頚椎症は改善されるのでしょうか？

リンパマッサージ、ロミロミ、バリニーズ、スウェーデニッシュなどは？

リラクゼーションに位置づけられるこれらの施術は、症状改善をうたうことはできません。マッサージにはアロマやリフレ以外にも、伝統的な医療から派生したすぐれた技法はたくさんありますが、法律的に分類するなら、これらのマッサージはもちろん、整体やカイロプラクティックでさえ、病気や症状を扱ってはいけないことになっています。

しかし、整体やマッサージによって、カラダ全体のひずみがとれ、バランスが整うことで、局部の痛みが消失することはあります。整形外科が行う局部治療よりも理にかなっていると、これらの療法を選択する人は多いです。整体などで、カラダのバランスの大切さに気づき、ヨガやストレッチの教室、操体法、西式健康法、自彊術《じきょうじゅつ》などに関心を向ける人もいます。

伝統的な療法のなかには、ココロとカラダと魂は、不可分とする生命哲学を持つものもあります。人間を肉体としてだけでみるのではなく、「心理的アプローチ」「エネルギー的アプローチ」も必要として考えるならば、心理療法やヒーリングも、痛みのケアにとっては、大きな役割を担っています。

ただ、こうした療法を利用する際、利用する側が認識しなければならないのは、日本では、「痛み」の治療が認められているのは、医師、理学療法士、鍼灸師、柔道整復師、あん摩、指圧マッサージ師までということ（いわゆる「保険がきく治療」）が、法律で認められた症状改善を目的とした治療）。それ以外のセラピーは、あくまで症状改善・治療を目的としてはいけないことになっているという注意書きです。

「効果があるなら、そんなルールは意味ないでしょ」と開き直ってもいけません。社会的コンプライアンスを遵守《じゅんしゅ》しようとする姿勢はとても大切なことです。一方で、「資格のない療法はすべて禁止にすべきだ」という主張も言いすぎです。職業選択の自由を優先する過去の最高裁判所の判例もあり、また、これからの日本において、病気や不調の増加を、いまの医療機関だけではとても対応しきれないだろうことが予想されるからです。

セルフメディケーション、健康維持・予防の分野、あるいは、病気治療の予後において、これから紹介していくセラピー・療法はきわめて大事な役割を果たしていくでしょう。

痛みがあった場合、あるいは、病院でなかなか治らない症状が出た場合、病院にもしっかりかかりながら、どのように健康力アップをはかっていくか。第2部は、そこに、どのようなアプローチ法があるのかを、医学系、療術《りょうじゅつ》系、ボディワーク・ヒーリング系、心理療法系などのジャンル別に、見やすく構成し、その選択肢《せんたくし》を示しています。

自らの健康は、自らデザインする……。

一人ひとりの「健康デザイン力」を高めるための手引きとして活用いただけたら幸いです。

Ⅰ 痛みの「国家資格」にはどんなものがあるのか

国家資格というのは国家試験に合格し、該当する法律を遵守する人々が持った資格です。痛みの治療について言えば、「医師」「理学療法士」「鍼灸師」「あん摩マッサージ指圧師」「柔道整復師」。国家資格にもそれぞれに歴史があります。その背景を知り、これらの専門家がどのような仕事をしているのかを紹介していきます。

国家資格
01

医師

30万人いる医師のなかから、痛みの専門医を見つける

現在の日本の医療現場においては、圧倒的に医師の立場と権限が強くなっていますが、これはお医者さんが高水準の教育を受けているからという理由以上に、「医師法」という分厚い法律を遵守しているからという側面があります。医師は、医師法により独占的立場を認められており、医師法第四章17条に「医師でなければ医業をなしてはならない」という定めがあります。

日本にはいま約30万人の医師がいますが、まずタイプとして、基礎医学の発展に従事する「研究医」、患者さんと接する「臨床医」と2つに大別されることを知っておきましょう。このうち数として圧倒的に多いのは臨床医ですが、臨床医のなかにも自分で診療所やクリニックを開設して働く「開業医」と、国営、市営、大学、民間の医療法人を問わず、大きな病院に勤めて働く「勤務医」とがいます。

医師はすべての病気を診ることが可能ではありますが、実際はそれぞれ得意分野をもっており、痛みに関していえば、整形外科医がその担当です。◯◯整形外科という看板を掲げているクリニックや診療所、あるいは総合病院に行って整形外科を担当しているのが、痛み専門の医師というわけです。ただ、痛みにもさまざまな種類があり、たとえば腹痛や胸痛なら、まず内科医の先生に診てもらうことになるでしょうし、頭痛の場合は、神経内科か脳神経外科という専門があります。

ほとんどの医師は自分の専門分野の学会に所属しています。痛みに関する学会でいえば、「日本整形外科学会」「日本脳神経外科学会」「日本麻酔科学会」「日本神経学会」「日本リウマチ学会」「日本レーザー医学会」「日本頭痛学会」「日本臨床神経生理学会」「日本ペインクリニック学会」などなど。これらの学会では学会認定専門医制度を導入しています。この認定では、登録医・認定医・専門医・指導医の順にランクが上になっていきます。

そのほか、「日本線維筋痛症学会」「日本脊椎脊髄《せきつい》病学会」「日本疼痛《とうつう》学会」なども所属する医師を対象に教育カリキュラムを組んでいます。痛みを専門とする医師を探すために、各学会ホームページから専門医、指導医をみつけていくとよいでしょう。

医療機関で行われる痛みの治療

痛みで病院にかかって、どの医療機関でも行われている治療と言えば、

① 薬物療法、
② 刺激療法、
③ 神経ブロック療法、
④ 外科的療法（手術）の4つでしょう。

薬物療法とは最も一般的に実施されている治療で、お薬で痛みを軽減・緩和させる方法です。有名な「ボルタレン」や「ロキソニン」は非ステロイド性消炎鎮痛薬（NSAIDs）の範囲に入ります。NSAIDsは抗炎症作用、鎮痛作用、解熱《げねつ》作用、抗血小板作用などさまざまな薬理作用を持ち、リウマチ、頭痛、歯痛、外傷、術後痛、発熱などに対し医療現場では日常的によく用いられています。

そのほかプロスタグランジン製剤、ブラジキニン受容体拮抗薬などがあり、オピオイド（医療用麻薬）の代表格が「モルヒネ」です。

痛みの治療はどんどん進化しています。たとえば、②の刺激療法のうち、「脊髄刺激法」は、日本では平成4（1992）年から保険適用になっています。

以下、医療機関で取り入れている痛みに関する治療法の名前を列記しておきます。

しかし、これらはすべての病院で実施されているわけではありません。保険適用されているかどうかも含め、まだ新しく主流でないものに関しては副作用と、どの医療機関で実施されているかをしっかり調べてみてください。

- 脊髄刺激法
- 低周波電気刺激療法
- イオントフォレーシス
- レーザー治療
- 経皮的通電刺激法
- トリガーポイント注射
- 星状神経節ブロック
- 高周波熱凝固法
- 硬膜外ブロック
- 帯状疱疹痛《たいじょうほうしんつう》の抗ウイルス薬
- ボトックス療法
- トリプタン系薬剤
- ノイトロピン
- 良導絡《りょうどうらく》
- トリガーポイント療法
- AKA療法
- 遠絡《えんらく》療法

国家資格
02

理学療法士

理学療法とは、運動機能が低下した状態にある患者に対し、運動機能改善と維持を目的にした、運動・温熱・電気・水・光線などの物理的手段を用いて行われる治療法のことです。これを施す人材を「理学療法士」と呼び、現在、日本には10万人を超える理学療法士がいます。

理学療法士は「理学療法士及び作業療法士法」に基づく国家資格で、3年制の短期大学、3、4年制の専門学校もしくは4年制大学で教育を受けた後に国家試験を受けます。平成11（1999）年から教育関係での規制緩和により、理学療法士養成専門学校が設立しやすくなり、近年は毎年1万人ペースで増えています。

理学療法士は、独立開業はできません。病院・クリニック内、福祉施設内での勤務が主になります。理学療法士としての開業権が認められていないのは、これは作業療法士や言語聴覚士も同じなのですが、医師の指示の下に施術をすることが義務づけられているからです。

患者側にとって理学療法士は、たとえば大きなけがをして手術をしたり、脳梗塞《のうこうそく》後遺症からの機能回復であったりする場合の、もっとも身近なメディカルスタッフとなります。運動機能回復の過程で、痛みとのつき合い方も、一緒に考えてくれる存在となるからです。医師とよりもコミュニケーション機会が多くなります。

痛みの質やどのような姿勢でもっとも痛いのかなど、自分のカラダの状態は医師以上に理学療法士には伝えやすいでしょう。

患者と理学療法士のセッションのあり方は、病院やクリニックの方針でそれぞれ異なりますが、理学療法士個人個人には、自らの技術を高めていこうとさまざまな手技療法や心理療法をマスターする人もいます。

これからはリハビリテーションに携わるチーム医療がどんどん促進されていきます。チーム医療の構成員としては医師、看護師、作業療法士、義肢《ぎし》装具士、臨床工学技士、医療ソーシャルワーカー、言語聴覚士、生活指導員、介護福祉士など多くの職種がありますが、自分のカラダの症状を最も把握してくれて、具体的な機能回復の指導をしてくれる理学療法士は、あなたのカラダを医療チーム全体につないでいく大事な窓口となるでしょう。

国家資格
03

鍼灸師

鍼灸《しんきゅう》の歴史は古く、少なくとも2千年以上前の中国で誕生した古来の治療体系とされています。中国医学独特の経絡《けいらく》学に基づいて、身体表面上に現れるとされる経穴《けいけつ》（俗にツボ）を刺激することで、病気の改善や痛みの緩和に用いられてきました。

鍼術《はりじゅつ》とは、「鍼《はり》をもって身体表面の一定部位に、接触または穿刺《せんし》刺入《しにゅう》し、生体に一定の機械的刺激を与え、それによって起こる効果的な生体反応を利用し、生活機能の変調を矯正《きょうせい》し、保健および疾病《しっぺい》の予防または治療に広く応用する方法」です。

灸術《きゅうじゅつ》は「一定の方式に従い、モグサを燃焼、あるいはこれに代わる物質を用いて、身体表面の一定部位に温熱的刺激を与え、それによって起こる効果的な生体反応を利用し、生活機能の変調を矯正し、保健および疾病の予防または治療に広く応用する方法」とされています。

明治のはじめまでは、日本において医学の主流と言えば、漢方とこの鍼灸でした。

ところが、明治政府によって近代西洋医学を主流とする医療制度に変わってからは、鍼灸はわき役に追いやられてしまいます。

現在は、後述する「あん摩マッサージ指圧師」、「柔道整復師」とともに法で認められる国家資格となりました。厳密に言うなら、「鍼灸師」というのは、はり師、きゅう師の両方の資格を持っている人のこと。はり師、きゅう師は、別々の国家資格であるためそれぞれの試験を受けることが必要ですが、同時に受験すると共通する科目についての免除規定があることから同時に2つの免許をとる人が多いのです。はり師の就労数は約10万8000人（平成26年度）、きゅう師の就労数は10万6000人ほど（重複して免許を持っている人が多い）。

全日本鍼灸マッサージ師会では、はり師、きゅう師、あん摩マッサージ指圧師の権利や利益を守るため健康保険の取扱い拡充を求める活動や整体などの無資格マッサージの取締り要請などを厚生労働省に行っています。「全日本鍼灸マッサージ師会」「日本鍼灸師会」「日本あん摩マッサージ指圧師会」の3つを合わせて「三師会」と言い、近年、この三師会を一本化しようという動きもあります。

国家資格 04

あん摩マッサージ指圧師

前項の鍼灸師が「はり師」「きゅう師」の両国家試験を通った2つの免許をもった人を指すのに対し、あん摩マッサージ指圧師は、「あん摩マッサージ指圧師」の国家試験というひとつの試験を合格した人がもつ国家資格です。「はり師ときゅう師が別々なら、あん摩も、マッサージも、指圧も別々に学ばなくてはいけないのでは？」と思われるかもしれませんが、手指を使い施術するという点で、同等の資格となっています。ただここでは、それぞれの違いをみておきたいと思います。

「あん摩」は、按摩と書き、中国から日本に入ってきたもので、伝統の中国医学の考えに基づいて経穴や経絡に沿うように衣服の上から施術します。カラダの中心部から末端の方向へ刺激を与えるのが特徴です。

「マッサージ」という語はフランス語で、その語源は、ギリシャ語の「マッシー」（もむ）とアラビア語の「マス」（和らげる）という語からきたものと言われますが、明治にヨーロッパから日本に伝えられた技法で、主に血液やリンパなどの循環系の流れを対象としながら皮膚に直接、またはオイルなどを用いて施術するものです。あん摩とは逆に、末梢《まっしょう》から中心へ向かって刺激を与えるのが特徴です。

「指圧」は、一般的には「指で押し、圧力をかけること」をさし、日本のあん摩法や柔道の活法、大正時代にアメリカの各種療法（カイロプラクティック・オステオパシー手技など）を吸収したもので、主に衣服の上から一点圧の刺激を与えるものです。現在の指圧療法を確立したのは、「指圧の心は母心《ははごころ》、押せば命の泉湧く」のセリフで有名な浪越徳治郎《なみこしとくじろう》（1905年〜2000年）。昭和15（1940）年に現在の日本指圧専門学校浪越学園の前身である指圧学院を設立しました。

なお、マッサージを業とできる者は「医師」と「あん摩マッサージ指圧師」のみ（業務独占）であり、「無免許でこれらの行為を業として行ったものは処罰の対象となる」とされています。しかし、過去の判例から、「整体」や「カイロプラクティック」、「足のツボ療法（リフレクソロジーを含む）」「リラクゼーション」などの名称でのマッサージ業類似行為をする者への強制力は乏しく、あん摩マッサージ指圧師関連団体は厚生労働省に対して、法改正などについて、定期的に協議を申し入れています。

国家資格
05

柔道整復師

柔道整復術は医業類似行為のひとつで、日本古来固有の伝統医療、民間療法、代替医療を受け継ぐ治療体系とされています。柔道整復師は、骨折・脱臼・打撲・捻挫の治療を行うことができます。保険のきく治療です。

ただ「柔道整復師」という名前が、接骨院や整骨院の開業のための免許であるというのは、一般に説明するには、非常にわかりにくい名称です。ここは柔道整復師という仕事が国家資格になるまでの経緯をみなければなりません。

柔道の創始者、嘉納治五郎《かのうじごろう》（1860〜1938年）が柔術を始めたきっかけは、接骨院だったそうです。東京大学文学部在学中、だれよりも強くなりたいと願った嘉納は、「整骨師（接骨師）には、柔術の達人だった人が多い」という噂を聞き、骨接ぎや整骨院などの看板がかかっている治療院を巡ったのだそうです。

柔術には、「殺法《さっぽう》」と「活法《かっぽう》」とがあり、柔術の達人と呼ばれる領域になると、相手を倒すだけでなく、相手から受けた痛みを治す術をも身につけていました。仲間がけがをしたときには、視診と触診で状態を把握し、自然治癒力を高めながら、完治へ向かわせます。その技術が「柔道整復術」へ発展していったのです。

柔道整復術の歴史は、そのままの名称ではなかったものの、日本現存最古の医学書である『医心法《いしんぽう》』にも、脱臼、骨折、打撲、創傷などについての治療法（柔道整復術）として記載されています。また、1619年、中国から亡命していた陳元贇《ちんげんぴん》が拳法（柔術）と正骨術を江戸と長崎で伝授したことは特筆に値するかもしれません。これが柔術と整骨術を結びつける大きなきっかけとなりました。

鍼灸や漢方と同じく、明治のはじめまでは、柔術家による接骨治療はふつうに庶民の間に存在していましたが、明治7（1874）年の「医制」の制定、明治14（1881）年の漢方医学の廃止にともなって、わき役に追いやられてしまいました。

そこで明治45（1912）年になると、柔道家による接骨業公認運動が起こり、大正2（1913）年には、各流派の柔術家が「柔道接骨術公認期成会」を結成。柔術家たちの運動により、大正9（1920）年には「柔道整復術」という名称で公認。

戦後は、日本を統治した、ＧＨＱ（連合国軍総司令部）のなかでは柔道整復術に否定的な見解が多く、廃止の方向で考えられていました。これに対し、当時の国会議員たちの努力によって「あん摩、はり、きゅう、柔道整復等営業法」が国会を通過、法律第２１７号として制定公布されました。

その後、昭和28（１９５３）年には「日本柔道整復師会」と「日本接骨師会」が統合し、「社団法人日本柔道整復師会」が認可され、政治活動も活発になり、昭和45（１９７０）年には、「柔道整復師法」が可決成立しました。昭和63（１９８８）年の改正に伴い、柔道整復研修試験財団が設立され、現在に至ります。

なお、現在は、柔道整復師は柔道経験者でなくても取得できる国家資格です。

鍼灸、あん摩マッサージ指圧師、柔道整復師はいずれも、明治時代のはじめまでは国民の健康を守る日本の大切な医学であったという共通の歴史を持ち、明治7年の医制発布以降、苦難の道を歩んできたというのも共通しています。明治以降、現在の地位と立場を確保するために、並々ならぬ努力をされてきた方々への敬意は、現在の免許保持者も、施術を受ける患者側も忘れてはなりませんね。

特別対談
Part1

帯津良一（医学博士）
×
おのころ心平（著者）

痛みとは、ある意味で「人間性である」

肉体的な痛みには「西洋医学」。それでは、精神的な痛みには……？

帯津良一先生は、ＮＰＯ法人日本ホリスティック医学協会の会長をつとめられていて、私がこの会に入会させていただいたときから、かれこれ16年にわたる長いおつき合いをさせていただいています。帯津先生からは人生観、生命観、病気観など、計り知れない影響を受けました。医者でない私がたくさんの健康に関する本を書き、各地で講座をさせていただいているのも、「わが心の師」と言うべき帯津先生のご指南あったればこそです。

心平　帯津先生はたくさんの本を書いていらっしゃいますが、「痛み」に関してまとめられた本も何冊かお出しになっていますよね。そこで今回は、その「痛み」についていろいろとお聞かせいただきたいと思います。

帯津　「痛み」と言ってもいろいろあるけれど、肉体的な痛みに限って言えば、薬で痛みを早くとったほうがいいんです。

心平 なんと。

帯津 私自身の話だけど、何年か前に、オーストラリアのグラーツでホメオパシー（自己治癒力を使う同種療法）の学会があって、行く直前に歯が痛くなってね。でも歯医者に行っている時間はない。仕方がないので葛根湯《かっこんとう》と何種類かのホメオパシー、それとボルタレン（これは西洋医学だよね）を持って行ったの。

飛行機に乗ってすぐに葛根湯を飲んで、痛みをいったん和らげた。少しは楽になるんだけど、完全にはとれなかったんだね。向こうに着いてからはホメオパシーをいくつか飲んだ。これでも痛みがすっかりとれるわけじゃない、ちょっと残るんだよ。それでもなんとか向こうでの用事を済ませた。

帰りの飛行機では、行きに歯痛のために満足に食べられなかったすき焼きを、今度こそ心おきなく食べようと思ったので（笑）飛行機に乗ってすぐにボルタレンを飲んだの。そしたら口に入れた途端に痛みがサァーってなくなった。「西洋医学はスゴいなぁ」って感心しながら、すき焼きをガツガツ食って帰ってきた（笑）。

心平 「肉体的な痛みをとりあえずとる」ということでは、西洋医学的処置に軍配が挙がるということですか。

帯津　サッととってくれるのが西洋医学のいちばんのいいところ。ただね、気をつけないといけないこともある。たとえば、末期ガン患者なんかに痛みがすっかりとれるほどたくさんの鎮痛剤を使ってしまうと、「その人らしさ」までなくなっちゃうんだよね。

心平　えっ？　痛みと一緒に「その人らしさ」まで……。

帯津　以前、日本でも「医療のなかに大麻を」っていう運動があった。けっこう盛んに運動したんだけど、厚労省は振り向きもしなかったね。私はいいと思うんだよね。人間らしさを残しながら治療するっていう意味では「医療大麻」も。

心平　「大麻」は戦後、昭和23（1948）年から「大麻取締法」で禁止されていますね。

帯津　うん。残念だね。痛み止めに関しては、漢方にもホメオパシーにもいいのがあるんだけど、西洋医学に比べたらまだ心もとないな。

心平　帯津先生はあくまでも「現場の人」なんですね。

帯津　効くか効かないかがまず患者さんが求めることだからね。あと、「痛み止めを飲むと免疫が下がる」という先入観を持つ患者さんがいるけれど、そうじゃないんです。痛みをとるとカラダが楽になって免疫は逆に上がる。だから、痛みは早くとったほうがいいんですよ。

心平 なるほど、そうなんですね。

帯津 ただ、さっきも言ったように痛みを全部とる必要はないの。少しは残っていたほうがいいんです。「ちょっと痛いけど、大丈夫です」って患者さんが言えるくらいで。完全にとるとことまでやっちゃうと、患者の「人間性」まで低下させちゃうからね。少し痛いくらいのほうがいいんだ。

心平 痛みは「人間性」と関連しているんですね。

帯津 「ココロの痛み」について言えば、原因がとり除かれない限り治すのは難しい。「ココロの痛み」は理屈だけでは解決できない。この場合は、なによりも「寄り添う」ってことが大事になる。医者も寄り添う、家族も寄り添う、友達も寄り添う。そうやって患者さんの痛みを和らげていくしかないんだよね。

自分のことを言うのはおこがましいんだけど、どういうわけか私のところに外来にくると「痛みが和らぐ」って言う人がけっこういる。私と会って話しているだけで痛みが和らぐんだって。それで、「ありがとうございました」で帰っちゃう。病院とし

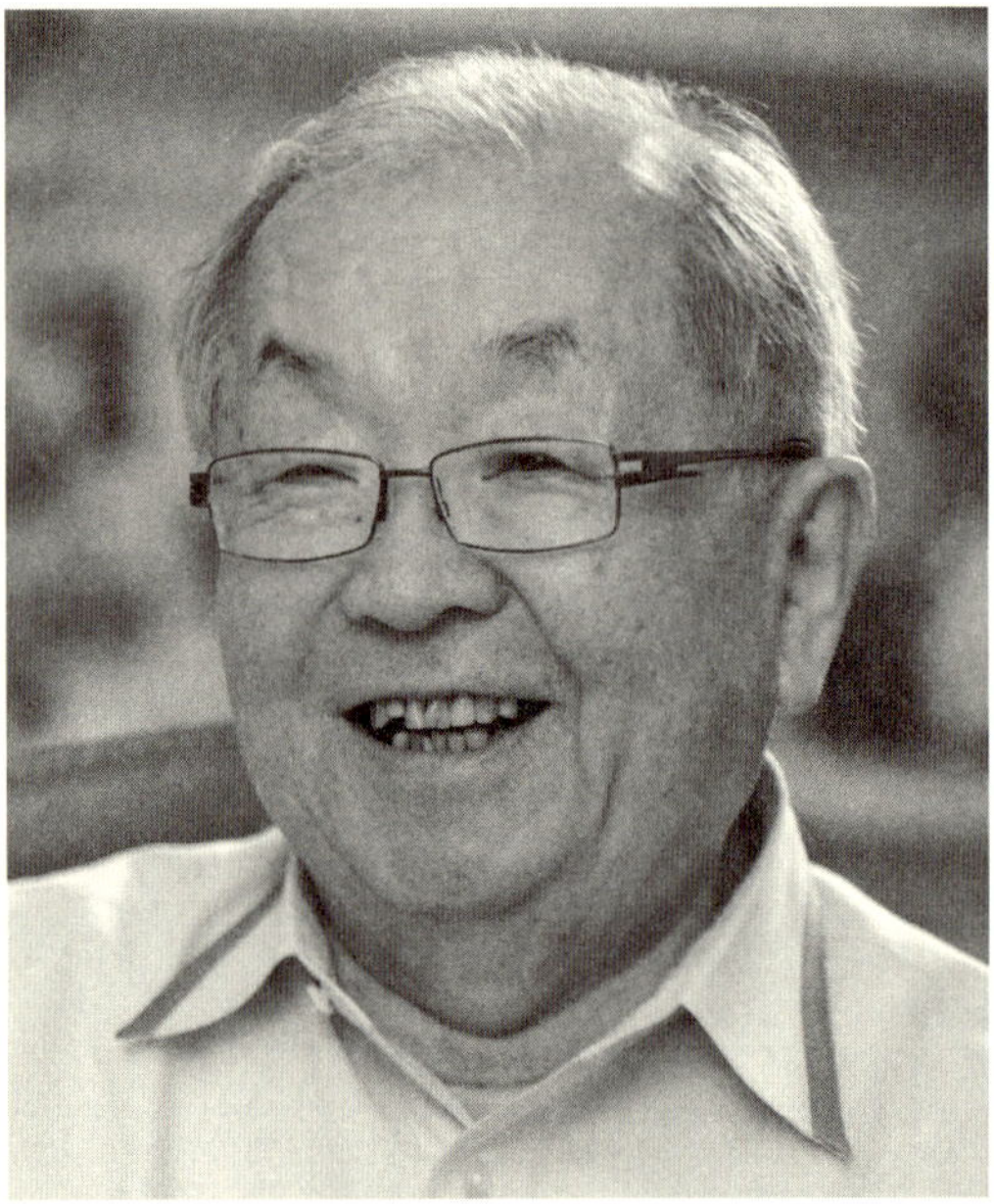

帯津良一（おびつ・りょういち）

1936年生まれ。医学博士、著述家、帯津三敬病院名誉院長。東京大学医学部卒業後、同大学医学部第三外科、都立駒込病院外科などを経て、1982年より埼玉県川越市に帯津三敬病院を設立。西洋医学に中国医学や代替療法を取り入れ、医療の東西融合という新機軸を基に、ガン患者などの治療に当たる。人間をまるごととらえるホリスティック医学の第一人者として、日本ホリスティック医学協会会長、日本ホメオパシー医学会理事長なども務める。主な著書に、『あなたの自然治癒力が目覚める！』（青春出版）、『養生は爆発だ』（ビジネス社）、総監修に『家庭でできる！女性にうれしいツボBOOK』（小社）などがある。

ては、私と会っただけで治っちゃうと困るんだけどね（笑）。

心平　会うだけだと点数がつきませんからね。でも、「会うだけでよくなる」って、ほんとうは医療の理想だなあ（笑）

「痛み」を感じる大切さ

心平　ところで、「無痛覚症（先天的に痛みを持って生まれて来ない人）」という病気がありますが、この病気を持った人の手記を読んでみると、けがをしたりして若いうちに亡くなるケースが多いんです。

帯津　無痛覚症の人は防衛反応が効かないからね。

心平　やけどをしても、骨折しても自分ではわからない。内臓に圧迫があってもわからない。内的なけががあったとしても、自分は違和感を感じないので、そのまま治療もせずに過ごしちゃう。だから20代の前半位までにはほとんどの人が亡くなっちゃうんです。

これらの手記を読んでいて、僕は思ったんです。やっぱり「痛みがあるというのは人間性だ」と。小さいころにはけがなんかすると、痛くて泣いたり喚《わめ》いたりしていましたよね。だから、人は痛みとともに「泣く」「恐れる」「怒る」といった感情を成長させていくんだとも言えますね。

帯津 そうだよ。痛みを感じながら人間は成長して行くんだ。そして、痛みを乗り越えることによって人間は育っていくんだよ。

心平 だから、先生がさっきおっしゃった「痛みを完全になくしてしまうと人間性まで低下してしまう」というのは、よくわかります。

帯津 痛みは、少しぐらいはあったほうがいい。それはしかし、「許容範囲であれば」ですけどね。「痛くてたまらない」っていうのも問題だから。

心平 「痛くてたまらない」っていう状態も、人間性をひどく阻害してしまうわけですね。痛みばっかりに意識をとられちゃって、他のことがなにもできないっていうことで。そう考えると、痛みとのつき合い方というのは、もしかしたらその人の精神性とか、人生観とかにすごくかかわることなんじゃないかなとも思いますね。

帯津 「痛み」というのは、生きている証拠みたいなもの。ある程度はあってもいい。それを乗り越えていくことによって人はパワーをつけていくということもあるんだから。

心平 ただ、痛みは主観的な症状なので客観評価ができないですよね。

帯津 そのとおり。極端なことを言えば、痛みはその人にしかわからない。ともかく、「痛み」というのは生きていく上でとても大事な要素だと思うんですよ。精神科医の神谷美恵子さんが『生きがいについて』という本で、「人間がいきいきと生きて行くために、生きがいほど必要なものはない」と書いている。つまり、人生は少しくらい困難があったほうが、乗り越えていくパワーが出ていいんだと。ほんとにそう思う。平坦で、困難のない人生なんて面白くないものね（笑）。「痛み」というのはその困難の最たるものだから。

心平 「ココロの痛み」を和らげるには何が効果的ですか。

帯津 それはさっきも言ったように、家族・友人・医療スタッフが患者さんと寄り添いながら、お互いに相手の痛みを分かち合うということが大事。「ココロの痛み」は、原因が取り除かれたらパッとよくなる。たとえばガンでご主人が亡くなった場合、遺産相続などでもめることがよくあるんだ。そうすると、残された奥さんが憂鬱《ゆううつ》そうな顔をして診察を受けにくるの。あっちが痛い、こっちが痛いと言ってね。ところが、問題の遺産相続がうまく収まった途端、急に元気になっちゃう。

心平　肉体的な痛みもココロの痛みと一緒に解消されるんですか。

帯津　楽になっちゃうんだね。だからこれは、痛みに対して精神的なサポートをすることがいかに大事かという話でもあるわけです。

心平　いまの医療環境は、病院経営の問題もあって、「寄り添う」とか「サポートする」という体制じゃなくなっていますよね。

帯津　だから私はいつも言っているの。「患者さんが病《やまい》のなかにあっても、人間の尊厳を全うすることをサポートするのが医療であり、治ったとか、癒《い》えたというのはその結果にすぎない」とね。患者さんが人間の尊厳をいかに保てていけるか、あるいは全うしていけるか。医者は率先してこれをサポートする。「痛み」のサポートというのは人間の尊厳の主たるものなんだ。

心平　いまはそれができない状況にどんどんなっていっている、と先生はずっと嘆いていらっしゃいますよね。

帯津　いまのガン治療の現場では、人間の尊厳を全うするどころか、人間の尊厳を引き裂くようなことをやっているわけでしょう。抗ガン剤を扱う一部のドクターは、実に冷たい言動を患者さんに対して行っているんですよ。患者さんは「痛み」の上に

「生きる苦しみ」を上乗せさせられちゃっているんだから。

心平 ああ……。

現代人は「痛みの感度」が上がっている!?

心平 話はちょっと変わりますが、現代人は昔の人と比べて「痛みの感度」が上がっているような気がするんです。いまはちょっとしたことでもすぐ「痛いっ！」ってなっちゃう。昔は、多少のことは自力で治すということがあったと思うんです。だから、痛みとのつき合い方は、自分の心とのつき合い方であるとも思うんですね。痛みの乗り越え方はこれまでお話しいただいた他にもいろいろありますが、たとえば「療術」などはどう思われますか。

帯津 鍼灸とかカイロとかオステオパシーとかいろいろあるけど、痛みがとれるのであればそれはそれでいいと思うよ。薬を使わない、ココロの悩みもない。それで痛みがとれるのであればいいよね。

心平 療術で痛みを消すというのは、どんな原理でそうなるんだと思われますか。

帯津 人はカラダがゆがむと痛みが出る。そこで鍼灸とかカイロではそのゆがみを正常の状態に戻す治療を行って痛みをとるということだと思うんですね。

心平　ゆがみがあると流れを滞らせる。流れがつまっていると痛みが生じるってことですね。おそらく「気の流れ」「血液の流れ」「リンパ液の流れ」とかいろいろな流れがあると思いますけど、「痛み」は逆説的に言うと「カラダのなかがつまっている状態」なんですかね。

帯津　うん。その「流れ」の考え方で言うとね、エントロピーがつまっていて、外へ捨てられない状態ということなんだと思います。私たちはエントロピーを捨てながら生きているわけでしょう。汗として、吐く息として、大小便として、涙として。それがどこかで滞《とどこお》ると痛みの原因になる、あるいはガンの原因になるということはあると思うんですよ。だからエントロピーをどんどん捨てられるようなよい循環がカラダのなかで行われようにすることが大事なんだね。

患者も「直感」を大切にしよう

心平　最後の質問ですが、先生は以前から医療には「直感が大事」だとおっしゃっていますよね。医療者はとくに戦略的直感の専門家であるべきというのが先生のお考え

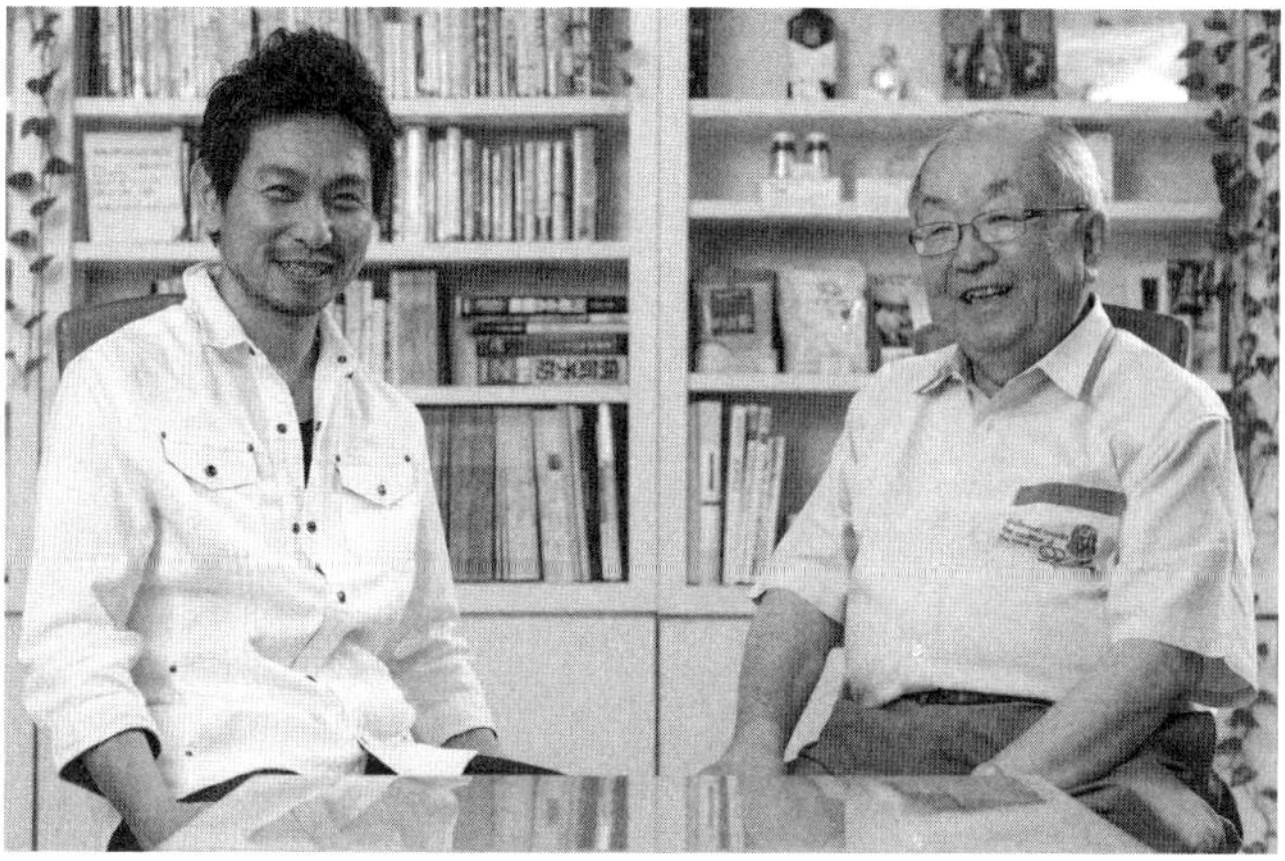

ですが、「患者の直感」についてはどうお考えですか。

帯津　患者さんは、自分の人生を一生懸命生きていくためにも、直感はしっかり働かせないといけない。だって、誰でも右脳と左脳を統合して生きているんだよ。だから大事なのは「論理と直感」ですよ。病気になってもいつものように自分の持っている直感を働かすのが大事なことです。

心平　論理は医師にまかせ、患者はより直感を働かせるということでしょうか？

帯津　うん。「この方法で末期ガンから生還した人がいる」なんて言う人がいたら、私は必ず言ってやるの。アメリカの健康医学研究者のアンドルー・ワイルはこう言っている。

「世の中に絶対効くという方法はない。でも絶対に効かないっていう方法もない」と。どんな方法でも一人や二人くらい治る人はいるんだ。だけど、それで治らない人もいっぱいいいるんです。だからそこは理屈じゃなくて「直感で選べ」って私は言うんですよ。

心平　なるほど。患者の直感ですか……。

帯津　自分の直感を信じて、自分で選んで。結果は当然、自己責任です。自分で選んだのだから。だからこそ私は、結果をいいものにしたいんだったら、「選んだその方法にしっかりと気持ちを込めて、期待して前に進め」って患者さんに言うんですよ。

心平　なるほど、自分で選んだものに後悔しないように、ということですね。先生、ありがとうございました。

＊

医療がもっとも優先するのは「安全性」の確保です。しかし、帯津先生との対談のなかで、安全性ばかりに気をとられて「有効性」が得られないこともよくあるという話になりました。安全性と有効性は必ずしも一致しない。ときには勇気をもって、民間療法にチャレンジすることも状況を変えていく力になるという話になりました。

痛みの
Ⅱ「民間療法」にはどんなものがあるのか

整体師やカイロプラクター、セラピストやヒーラーなどは、「痛み」という局所に注目せず、カラダ全体のバランスを整えることで結果として痛みの癒しに導いてくれる専門家です。国家資格周辺の民間資格は、病気や痛みに対して治療することはできず、「リラクゼーション」と位置づけられていることを知ったうえでかかることが大切です。

療術

整体、カイロプラクティック、オステオパシー、身体哲学に基づいた健康体操

整体、カイロプラクティック、オステオパシーなどはいずれも、日本では国家資格として認められていません。おのおの優れた体系と歴史を持っており、優れた治療家も数多くいますが、日本の法体系のなかでは正式に認められた療法ではないので、これを行う治療には、保険がききません。

日本の医業類似行為のなかで、国家資格として認められているのは、①あん摩マッサージ指圧師、②はり師、③きゅう師、④柔道整復師の4つのみです。これらは「あ・は・き法」（あん摩マッサージ指圧師、はり師、きゅう師等に関する法律）および「柔道整復師法」で認められ、国家試験に合格し免許を持った人が行う治療です。

あん摩マッサージ指圧師の施術は、医師の同意書により、医療保険の療養費も適用されています（保険適用疾患は、筋麻痺と関節拘縮《こうしゅく》など）。

鍼灸では、神経痛（坐骨神経痛など）、リウマチ、腰痛症、五十肩、頸腕《けいわん》症候群（首から肩、腕にかけてシビレて痛むもの）、頸椎捻挫後遺症（頸の外傷、むちうち症など）

について健康保険が受けられます。

柔道整復師が経営する整骨院や接骨院では、骨折、脱臼、打撲および捻挫（いわゆる肉離れを含む）の施術を受けた場合に保険の対象になります（単なる肩こり、筋肉疲労などに対する施術は保険の対象になりません）。

先述したとおり、日本においては明治7（1874）年の医制発布、明治14（1881）年の漢方医学の廃止以降、その反動により、それまで医学の主流にいた漢方医、鍼灸師、そして多くの療術家たちのさまざま運動が起こりました。その運動を継続し続け、勝ち抜いたのが、上記の4つの国家資格と言えなくもありません。

しかし、その意味では、整体やカイロプラクティック、オステオパシーにも、将来的に国家資格を勝ちとるという可能性はなくはないと言えます。

井村宏次著『霊術家の黄金時代』（ビイング・ネット・プレス）という貴重な本があります。井村先生は2014年に亡くなられましたが、市井《しせい》の研究者として多くの治療家や医療者に影響を与え続けた人物です。井村先生の遺作とも言うべき『霊術家の黄金時代』には、明治末期から大正時代にかけての百花《ひゃっか》繚乱《りょうらん》の療術の歴史が描かれています。

療術とは、明治末ごろから起こった健康法ブームのなかにあって、手技療法（あん摩、指圧、カイロプラクティック、オステオパシー）、物理療法（電気療法、光線療法）、健康法（食養、体操、ヨガ）などをさす総称ですが、明治末期（1900年前後）から大正期までは、療術よりも、「霊術」のほうが流行しました。

霊術とは催眠術の原型となったメスメリズムと日本の呪術《じゅじゅつ》文化が融合して生まれたもので、当時は、念写や千里眼《せんりがん》といったものも流行し、この流行の火つけ役となった東大教授の福来友吉《ふくらいともきち》の実験も追い風となりました。霊術家として活躍した人物には、太霊道霊子術の田中守平、気合術の浜口熊嶽《はまぐちゆうがく》、霊掌術《れいしょうじゅつ》の大山霊泉《おおやまれいせん》、人体ラヂウム療法の松本道別《まつもとちわき》などがいます。

霊術には当初、西洋近代医学に足りない部分を補完する面や民衆のニーズを吸収する側面があり、大正期には当局からなかば黙認されていました。しかし、霊術が大ブームになるにつれ、山師《やまし》的霊術家たちがどんどん出現し、誇大広告や詐欺《さぎ》的行為などが横行するようになり、当局からも厳しく取り締まられるようになったのです。規制が厳しくなると、多くの霊術家は、健康法の指導者に変わり、昭和初期の健康法ブームへと移行していきました。井村先生によれば、昭和5（１９３０）年ごろには①療術系、②霊術系（精神療法を含む）、③上記2つを併用する派に大別されたそうです。

療術家のなかには、心身統一法の中村天風《なかむらてんぷう》、岡田式静座法の岡田虎二郎、藤田式息心調和道の藤田霊斎《ふじたれいさい》、江間《えま》式心身鍛錬法の江間俊一、指圧の浪越徳治郎がいます。また「西式健康法」、「マクロビオティック」などもこうした時代背景を経て、現在まで続いている健康法です。

「指圧」のように、国家資格となったものもありますが、基本的に、「按摩師、はり師およびきゅう柔道整復等営業法」が昭和22（１９４７）年に制定されたのを機に、療術など民間療法は禁止されることになりました。しかし、そうした禁止に反発し、全国療術師協会などの団体が設立され、いまもさまざまな政治運動を行いながら療術師の権利を守ろうと活動しています。また、昭和35（１９６０）年の最高裁の出した「有害性が立証されない限り、療術も禁止できない」という趣旨の判決によって、療術や民間療法、民間のマッサージは、あいまいな立場に置かれたまま現在に至っています。

療術01

整体

野口晴哉の業績

整体とは、カラダ全体の骨格を形づくる関節（脊椎・骨盤・肩甲骨《けんこうこつ》・四肢《しし》・顎関節《がくかんせつ》など）のゆがみ・ズレの矯正と、骨格筋のバランス調整などを手技によって施術することで、カラダを整え、体幹から四肢への脈絡の流れをもよくし、脈絡改善によって各症状の改善を目指す健康法であるとされています。

・日本の武術のなかで「活法」や「骨法」として受け継がれてきた手技療法
・伝統中国医学の推拿《すいな》などの手技療法
・大正時代に日本に伝わったオステオパシーやカイロプラクティックなどの欧米伝来の手技療法

これらを組み合わせ、自己改善療法として現在に至るものが「整体」と呼ばれるものと言えるでしょう。整体創設の初期には整体のことを、「正体」「正體」「正胎」「整胎」などと表記していました。これらを「整体」として集大成したのが、野口晴哉《のぐちはるちか》です。野口は治療理念の確立、諸療術の体系化をはかる「整体」をまとめ上げ、昭和22（1947）年には整体操法の指導者育成機関である「整体操法」を設立しました。また日本治療師会の評議員も務め、大日本連合治療師会の創設にもかかわり、「整体」の普及に努めました。

しかし、「整体」そのものは未だ国家資格にはなっていません。「接骨院（整骨院）」は、柔道整復師という国家資格を取得した人が治療に当たり、保険がききますが、「整体院」を経営しているのは民間資格の整体師なので、保険はききません。

受ける側からすると違いがわかりにくいのですが、接骨院（整骨院）では、主に骨、関節、筋、腱《けん》、靭帯《じんたい》などの損傷（骨折、捻挫、打撲など）に対して手技を使い、保険適用の治療を行います。一方、整体院でも同じように手技を用いますが、これは骨や関節のゆがみやズレを正すことで、血液やリンパ液の流れをよくし、カラダ全体のバランスを整えることを目的とし、あくまでセルフメディケーション（自己治療・自己改善）のサポートとして位置づけられます。ただし整体師のなかには、柔整師や鍼灸師の資格を持ち、あえて保険適用の治療をせず、独自の療法を究める治療家もいます。

療術
02

カイロプラクティック

背骨から脳につながる「神経系」に働きかけ、全身の健康を促進

カイロプラクティックとは、1895年にアメリカのダニエル・デビッド・パーマーによって創始された手技療法です。彼が設立したアイオワ州ダベンポートにあるパーマー・スクール・オブ・カイロプラクティックを卒業した川口三郎によって、大正5（1916）年に日本へ伝えられました。

名前の由来は、ギリシャ語で「カイロ」は「手」、「プラクティック」は「技術」を意味する造語です。骨格のゆがみ、とくに背骨の異常を手技によって調整することで神経の働きを回復する療法です。人間のカラダを主にコントロールするのは脳につながる神経系であり、その働きがよくなれば自然に症状の改善とともに健康になるという考え方に基づいています。

カイロプラクティックにはさまざまなテクニックがあります。①ディバーシファイ

ド・テクニック、②ガンステッド・テクニック、③アクティベータ（アクチベータ）・メソッド、④アプライド・キネシオロジー、⑤仙骨後頭骨・テクニック、⑥ホール・イン・ワン・テクニックなど。施術者であるカイロプラクターはこのようなテクニックを組み合わせてクライアントに合った施術を行います。また、背骨など骨格の調整だけでなく、姿勢体操、栄養、睡眠などの生活指導も行います。このようにカイロプラクティックは予防医学として健康管理にも利用されています。

世界保健機関（ＷＨＯ）ではカイロプラクティックを補完代替医療と位置づけており、１９９７年に世界カイロプラクティック連合（ＷＦＣ）がカイロプラクティック団体として初めて認可されました。現在のＷＦＣ日本代表団体は日本カイロプラクターズ協会（ＪＡＣ）となっています。

カイロプラクターになるには、ＷＨＯによる「カイロプラクティックの基礎教育と安全性に関するガイドライン」に提示の教育を修了する必要があり、日本では「東京カレッジ・オブ・カイロプラクティック」が該当します。ここを卒業すると、国際基準のカイロプラクティック資格が取得できます。ただし日本では現在は国家資格ではないため、国際基準を満たさなくとも「カイロプラクター」と名乗る治療家がいます。

療術03

オステオパシー

アメリカでは医師と同じ立場で、医療行為も行える

1874年にアメリカのアンドリュー・テイラー・スティル医師によって創始されました。日本でオステオパシーの名称を本格的に紹介したのは、大正9（1920）年に発行された、山田信一による『山田式整體術講習録』だと言われています。

オステオパシーの由来は、ラテン語で「骨」を意味するオステオン（osteon）と「病気・治療」を意味するパシー⇒パソス（pathos）を合わせた造語です。したがって、オステオパシーを「整骨医学」と訳すことがありますが、これは間違いで、オステオパシーは人体を構成している、骨、筋肉、神経、血管、リンパ、内臓、靭帯などすべてを対象としており、決して「骨」だけを対象にしたものではありません。また、スティルは人間を「BODY（カラダ）、MIND（精神）、SPIRIT（魂）」の三《さん》位一体《みいったい》としてとらえており、「精神」も重要であると考えています。

「オステオパシーの4つの基本原理」として次の4つを提唱されています。①カラダはひとつのユニットである。②構造と機能は相互関係にある。③人体は自然治癒力を持つ。④オステオパシーの施術は以上の3つの原理に基づいて行われる。

つまり、カラダ全体をつながりとしてとらえて、症状や病気がカラダのどういうメカニズムで起きているのか、原因を追求していくことを重要視しています。

オステオパシーの手法はカイロプラクティックなどにも影響を与えたと言われており、筋エネルギー法や、スティルテクニック、頭蓋《ずがい》オステオパシーなどがあります。頭蓋オステオパシーを簡略化させ、オステパス以外の人でも行えるようにしたものが日本でもよく見られる「頭蓋仙骨療法」です。

現在アメリカではオステオパシーは医学として認定されており、アメリカ・オステオパシー医科大を卒業した者は、医師と同等の地位を得て、投薬や手術などの医療業務を行うことが可能になっています。

しかし、日本では民間資格であり、まだまだ認知度自体が低いのが実状です。日本においては「日本オステオパシー連合」ほか、いくつかの団体があります。

療術04

自彊術《じきょうじゅつ》

伝説的治療技師の技術から生まれた、日本で最初の「健康体操」

自彊術は、31の動作で構成されており、内臓の運動から始め、硬くなった関節をほぐし、ゆがんだ骨格を矯正し、血液の循環を活発にするとされており、「はずみ」や「反動」を利用してカラダを動かすので、動作は大きいものの肉体的には疲労がほとんどともなわない体操です。

自彊術は、大正5（1916）年、中井房五郎によって創始された、日本初の健康体操と言われています。治療技師だった中井は、医療制度がいまだ不十分だった時代に、現在のあん摩、指圧、整体、カイロプラクティック、マッサージ等をミックスした数百種に及ぶ手技療法で難病を治したと言われる伝説的治療師でした。その中井の治療を受けた実業家の十文字《じゅうもんじ》大元《だいげん》は、治療のかいあって難病から解放され、3年をかけてその効果を確かめたうえ、全国へ普及させていきました。

自彊術という名前は十文字が、中国古典『易経』の一節「天行健君子以自彊不息」からとって命名したものです。『天の運行はすこやかである。人間は健康を保つためには、毎日自ら勉めて休んではいけない』という意味です。

十文字は大学や役所などを中心に普及を行い、一時期は300万人の人が自彊術を実践していたとされていますが、戦争によってその活動は一時中断。戦後、久家恒衛《くげつねえ》・近藤芳朗医学博士・吉田誠三医学博士らによって再び世に広められました。

自彊術は「痛みの改善」から、高血圧、自律神経失調症、腰痛やノイローゼなどさまざまな症状の予防や改善が期待されるとしています。実際にスポーツ医学を専門とする医療機関で研究が進められており、日本だけではなく海外でもその研究結果は医学論文として発表されています。

昭和49(1974)年に十文字大元の孫、小野田元を会長として自彊術普及会が設立され、昭和62(1987)年に文部科学省(旧文部省)・体育局により、社団法人の認可を受け、平成23(2011)年には内閣府より公益社団法人として認定されています。講座や教室などの管理はこの自彊術普及会が行っており、全国各地で教室に参加することができます。

療術
05

操《そう》体《たい》法《ほう》

カラダが発する「快・不快」の声を聞き分け、カラダのゆがみをとる

昭和初期、仙台の橋本敬三医師がさまざまな民間療法を試しているうちに、高橋迪雄《たかはしみちお》の正體術矯正法に巡り会い、そこから医者としての立場から医学的な認識に基づいて創案・体系づけたものが「操体法」です。

厳密には、橋本が実際に日々の治療のなかで使っていたものを「操体法」、治療以外の橋本の思想や哲学などをまとめたものを「操体」と呼んで区別しています。

当初は、客観的に骨格構造を観察して、運動系のゆがみを修正することを主題としていましたが、その後、客観的な見方ではなく、個人個人が感じる感覚にもとづいて、生体のフィードバック機能を洗練させることが重要であることをより強調するようになりました（なので、どの時代に操体法を学んだかによって、施術の内容が違うこともあります）。

感じる感覚のなかでもっとも重要視されているのが「快・不快」の感覚です。これを操体法では「快適感覚」と呼んでいます。この「快適感覚を探し、ゆだねることで、カラダのゆがみを整えていく」というのが操体法の特徴です。

また、操体法で「最小限責任生活必須条件」と呼ばれている4つの人間の営みがあります。①息(呼吸)、②食(飲食)、③動(身体動作)、④想(精神活動)の4つです。

これは、誰かに代わってもらうことができません。これらはお互いにバランスをとり合っていて、どれかひとつが乱れてくると、他の3つもバランスを崩して乱れてきますし、逆に、どれかひとつがよくなってくると他もよくなっていくという関係にあります。この4つのバランスが乱れるとカラダがゆがみ、またすべての症状や疾患にはカラダのゆがみが関係しているとすると操体法では考えます。なので操体法では、カラダのゆがみをとっていくことで、自然治癒力をアップさせていく方法をとります。そのときに重要なのが「快適感覚」なのです。

操体法の施術は、整体院や治療院でさまざまに応用されています。オリジナルな技法についての詳細な情報は、一般社団法人日本操体指導者協会で知ることができます。

療術06

真向法《まっこうほう》

たった〝4つの動き〟の、シンプルな健康法

真向法は、4種類の基本的な動作を行うことによって長い間に生じた姿勢のゆがみを調整してカラダの柔軟性を高め、ココロとカラダの健康を保つことを目的としています。①第一体操＝足裏を合わせて座り、前屈と起き上がりをくり返す。②第二体操＝両足を伸ばして座り、前屈と起き上がりをくり返す。③第三体操＝脚を左右に開脚して座り、前屈と起き上がりをくり返す。④第四体操＝割り座で座って背を後ろに倒し、ゆっくりと腹式呼吸を行う。この4つの体操を一日3分程度から行います。

真向法は、昭和8（1933）年ごろ、長井津《ながいわたる》によって創案された健康法です。福井県のお寺の生まれであった長井は、42歳のときに脳溢血《のういっけつ》で倒れてしまいました。その闘病中に長井はお寺でお経を読もうとしたとき、お釈迦《しゃか》様に向かって深く礼拝する「頭面接足礼」（腰を完全に二つ折にして頭を足につけてする礼拝）ができないことに気

づきました。そこから長井は腰を屈伸する体操を始め、やがてみるみる健康をとり戻しました。これが真向法体操の起源となっています。

「真向」という言葉は、「物事に対して真っ向から取り組む」とか、「人生をひた向き無心に生きる」という意味を含んでいます。すべての体操に股関節とそのまわりの靭帯、足の筋肉をストレッチする動きが含まれているため、股関節や骨盤のゆがみをとり、全身の血流をよくしていく作用があります。決して無理をせず、カラダを曲げるときは息を吐き、腰を立たせ、股関節を中心に屈伸をすること、そして動作は大きくゆったり倒し、必ず元の位置に戻すことに注意して体操を行うことが大切とされています。特別な道具も必要なく、子どもから大人、年齢や性別、体力に関係なく、誰でも手軽にできる健康法であると言えます。

全国に５００以上の教室が開催されており、初心者向けの講座からカルチャースクールでの定期開催、パーソナルレッスンなど幅広い形態で習うことができます。

真向法体操は、「公益社団法人真向法協会」が認定したインストラクター資格を有する指導者のみが真向法体操の指導を行うことができます。インストラクターになるためには、養成講座を受け、協会の認定を受ける必要があります。

療術07

野口体操

自然に貞《き》く、カラダに貞く。カラダを通して人間を見直す「身体哲学」

野口体操は、1960～1970年代に野口三千三《のぐちみちぞう》が提唱し、広まった健康法です。昭和9（1934）年、最年少で師範学校教員国家検定試験に合格した野口は優秀な体操教師となりますが、戦争で多くの教え子を失ったこと、同時に野口自身も病に倒れたことをきっかけに独自の体操の理論を追求し始めました。

そのなかで野口は、重力に抵抗するための筋力を鍛えるよりも、力を抜いてカラダの重みや動きに任せることで、身体能力を無理なくしかも最大限に発揮できることを発見しました。

このことから、筋肉トレーニングや西洋的なエクササイズよりも、自分のカラダの重さを活かす動作を行っていくことで、カラダ全体ががしなやかに動いていくメソッドを体操に取り入れていきました。その後、東京芸術大学に着任。その活動が演劇関係者や美術家など、芸術家たちに浸透していきました。

野口体操は、「カラダの動きの実感を手がかりにして、自分とは何か、人間とは何か、地球とは何か、自然とは何かを探検する営みを体操と言う」と野口自身が語るように、体操そのものよりも、「自分自身を見つめなおす身体哲学」として、さまざまな分野で支持を得るようになりました。

野口体操のメソッドでは、言葉による誘導の意味は大きく、言葉で誘導されながら、カラダの変化を意識していく過程で、どんな状況にも対応していける「しなやかな生き方」を身につけられると考えられています。また言葉をまとまりとしてとらえるのではなく一音一音を感じていく重要性も野口は説いています。一音一音のエネルギーを感じることはそのままココロとカラダのエネルギーを感じることになり、ココロとカラダが切り離せない存在であることを体操を通して感じていくことができます。

現在、体育の授業に取り入れられている「カラダほぐし」は、野口体操のメソッドがベースになっています。野口体操の情報は、野口体操公式HPで管理されており、野口体操の動画やカルチャーセンターで学ぶ方法なども掲載されています。野口整体と混同されることが多いのですが、野口三千三と整体の野口晴哉は別人物です。

ボディワーク

カラダから、その人の“生活のクセ”を読み解くメソッド

私は以前、Jリーガーや短距離走アスリートのボディケアを担当させていただいていたころ、「けがをしやすい選手には、その関節の前後の筋肉に、一定の感情が蓄積している」ということを発見しました。当時は、キネシオロジーやO-リングテストなどの筋反射やカラダの内部の不調が体表に現れる「ゾーンセラピー」などを学び、また数々の「ボディワーク」を体験しながら、故障しやすいカラダの使い方や痛みを起こしやすい筋肉と感情の関係について、研究をしました。

ボディワークという言葉はそのころに初めて耳にしましたが、カラダの構造性・機能性を通じて、その人の生活パターンやココロの生活習慣がみえてくる方法、心理系のワークに対して、カラダからその人の個性をみていくメソッドと言えばよいでしょうか。世界三大ボディワークと言えば、「アレクサンダー・テクニーク」「フェルデンクライス・メソッド」、そして「ロルフィング」ですが、これ以外にも、次ページで示すとおり、さまざまな技法があります。

エゴスキュー

ハンナ・ソマティックス

ポラリティ

アレクサンダー・テクニーク

コンティニュアム

エサレン・ボディワーク

コンシャスタッチ

ボディワーク

ハコミセラピー

トレガー・アプローチ

リバランシング

ローゼン・メソッド

ボディートーク

ヘラーワーク

センサリー・アウェアネス

バイオエナジェティックス

ロルフィング

フェルデンクライス・メソッド

ピラティス

ボディワーク
01

ロルフィング

痛みのないバランスのとれたカラダとは、重力と調和したカラダ

世界三大ボディワークのひとつ。アメリカの女性生化学者アイダ・ロルフによって創始されました。当初このワークの名称は、「ストラクチュラル・インテグレーション」でしたが、創始者の名にちなんだ「ロルフィング」という愛称のほうが広まりました。

ロルフは人間のカラダが、骨、軟骨、靭帯、腱、筋膜によって基本的な「構造」がつくられていることに着目します。人はカラダの構造に無自覚に生活していると、やがて偏った動きになり、その結合組織のネットワーク（骨、軟骨、靭帯、腱、筋膜）も偏ったまま固まってしまう。ロルフィングでは、そのような固まったカラダを筋膜を用いて調整することによってカラダのバランスを回復するものです。ロルフ自身、筋膜を身体構造の中心という意味で「構造の器官」と呼びました。

ロルフィングセッションは10のパートからなります。

セッション1……呼吸を深める／ボディーストッキングを開く
セッション2……全身を支える足・脚の準備／土台づくり
セッション3……前後方向に空間をつくる／12番肋骨《ろっこつ》の解放
セッション4……骨盤内構造の調整。ミッドラインの確立
セッション5……内臓空間の解放と確立／大腰筋を目覚めさせる
セッション6……仙骨と背骨を自由にする／背骨を伝わる動き
セッション7……頭部の解放と安定／首・のど元周辺、顔面、口・鼻
セッション8……下半身から状態へのサポート／静的バランスの確立
セッション9……上半身の更なる調和と統合／動的バランスの確立
セッション10……各部の水平化／全身の統合／終結

以上、施術を受けるというより指導を受けて、自ら心身の一致をはかるというレッスン型で行います。

ボディワーク
02

フェルデンクライス・メソッド

カラダの動きを通して、私たちの〝能力〟を引き出す

フェルデンクライス・メソッドも、世界三大ボディワークのひとつです。旧ソ連（現在のウクライナ）生まれの物理学博士で、機械工学の技術者でもあるモーシェ・フェルデンクライスによって創始されました。

フェルデンクライスは心地よいカラダの動きが「脳」を活性化させることを発見し、さまざまな技法を組み合わせ、メソッドを体系化しました。呼吸や発声も含めたカラダに心地よい動きを通し、全身の骨格や筋肉がどのように連携して動いているのかを詳細に体験することで、脳を活性化し、より自然で質の高い動きと機能を身につけていくレッスンです。

脳が活性されると、これまでのカラダの無駄な動きや力の使い方に気づき、いかに効率よく楽に動くかを体感していきます。

レッスンには2つの形式があります。①「動きを通しての気づき」（ATM）というグループレッスン、②「機能の統合」（FI）というマンツーマンのレッスンです。

ATMは、「複数の人数で言葉による指示によって自ら動いていくグループレッスン」です。赤ちゃんの発育発達にかかわるような動きや、日常生活のなかにある動作や行為に基づいて構成されたものが多くを占めます。ATMの主要な目的は、どんな行動でも、それをどのようにして行うかを、カラダ全体に注意を向け、意図したことをどのようにカラダ全体で組織化し、できるだけ自然に、不必要な力を使わないで、行動に移すかを詳細に体験することで、質のよい動きのパターンや機能を獲得していくものです。

FIは、「機能的統合法と呼ばれ、教師と生徒の一対一で行うレッスン」です。教師が柔らかいタッチで動きを誘導し、豊富で機能的な動きへの気づきを促し、カラダや動きをよりよく組織化する方法やヒントを学習していく特別仕様のレッスンです。

国際フェルデンクライス連盟認定のプラクティショナーと呼ばれる指導者が、全国で指導を行っています。日本には日本フェルデンクライス協会があり、ワークショップや講演会を随時行っています。

ボディワーク03

アレクサンダー・テクニーク

プロの俳優、音楽家、演奏家も実践！ 能力を出し切るカラダの使い方

ロルフィング、フェルデンクライス・メソッドと並んで、世界三大ボディワークのひとつ。創始者はフレデリック・マサイアス・アレクサンダーです。

オーストラリアで将来を有望視されていた俳優だったアレクサンダーは「舞台上で声が出なくなる」という不調に見舞われます。医者も手の施《ほどこ》しようがない状況のなかで、アレクサンダーは、三面鏡の前で発声時の自分のカラダの様子を観察しました。すると「声を出そう」としたときに首の後ろが縮まり、頭が後ろに下がることで声帯を圧迫していると気づきました。そこでアレクサンダーは、「頭、首、背骨の緊張がなければ人間に生来そなわっている作用で自分の持っている力が自由に発揮される」ということを発見するのです。これを、アレクサンダーは「初源的調整作用（プライマリーコントロール）」と呼びました。

アレクサンダー・テクニークでは、無意識に身につけてしまった不必要な緊張に気づき、これをやめていくことを学習していきます。たとえば、足の筋を痛めた場合、筋肉不足を筋力トレーニングをすることで補うのではなく、どのようなクセのためにどのような負担が生じているのかに気づいて、緊張を生むような無意識の動きを抑制しつつ、同時に、頭、首や背骨などに備わるプライマリーコントロールに対して働きかけることによって、負担の少ない新しい足の動かし方を学んでいくのです。

やり方は「教師」と呼ばれる指導者から一対一の個人レッスンで受ける方法と、複数の人数のグループで受ける方法があります。どちらも教師が手を使って、クライアントの微細な筋肉の動きを察知しながら不要な動きに気づかせていきます。頭で考えることと、カラダの動きの相互関係を調べながら、頭からカラダに届く指令と、カラダから頭に届く指令が自由になっていくことで、心身を自由にしていきます。教師になるには教師養成トレーニングを修了する必要があり、日本でも全国各地でワークショップやレッスンを行っています。

俳優出身だったアレクサンダーが当初、同業の仲間に教え始めたことから、欧米では音楽学校や演劇学校で正規の授業として取り入れられています。

ボディワーク
04

エサレンボディワーク

人間のカラダを「エネルギー体」としてとらえるマッサージ

1962年、リチャード・プライスとマイケル・マーフィーの二人がカリフォルニア州ビッグサーの温泉地に、ボディ・マインド・スピリットを統合的に探求する滞在型のセンターとして立ち上げた「エサレン研究所」で生まれた全身マッサージの手法。「エサレンマッサージ」とも言われます。

当時のアメリカでは、昔ながらのマッサージが主流だったのですが、エサレン研究所ではカラダを部分ごとにとらえたり、決まった手技をくり返すだけのやり方ではなく、カラダをホリスティックにとらえ、統合感や一体感、ココロ、カラダ、スピリットのバランスを考えるアイディアが導入されました。この研究にはロルフィングのアイダ・ロルフ、トレガーアプローチのミルトン・トレガー、フェルデンクライスのモーシェ・フェルデンクライスなどの各ワークの創始者らがかかわっています。

エサレンボディワークでは、通常一回のセッションは70～90分。植物性のオイルで全身をトリートメントしていきます。プラクティショナーと呼ばれる施術者は受け手の呼吸、体温、筋肉の状態の変化など、全身の反応を確認しつつ、ゆっくりとしたペースでトリートメントしていきます。

波のようにくり返されるリズム、全身のロングストローク、躍動感のある立体的なアプローチがエサレンマッサージの特徴です。「ゆっくりと、呼吸とともに、〝いま、ここ〟の気づきをもって、あるがままを受け入れ、全体をつなげる」。これがエサレンボディーワークの独特のスタイルと哲学であり、プラクティショナーは「受け手に対しての敬意」「ともに取り組むという姿勢」を常に心がけ、あるがままへの受容と統合を促します。

プラクティショナーになるには、175時間以上の講習を受け、エサレンマッサージ&ボディワーク協会の認定を受ける必要があります。この175時間という時間はアメリカの認定委員会（National Certification Board for Therapeutic Massage and Bodywork）の単位に準じており、アメリカでは公的な資格として認められています。

心理療法

「ココロの生活習慣」に気づき、〝新しい自分〟と出会う方法

心理療法とは、偉大な心理学者・心理療法家が現場を通じてまとめ上げた理論と技法を受け継ぎ、応用展開していくプロセスだと言えます。

日本ではいま、NLP（神経言語プログラミング）がコーチング、カウンセリング、能力開発などの分野、および企業研修などに広く普及しています。このNLPの基盤となったのは、ヴァージニア・サティアの「家族療法」、フレデリック・パールズの「ゲシュタルト療法」、ミルトンエリクソンの「催眠療法」です。私もかつてこれらの療法のワークショップに参加し、心理的アプローチ法をさまざまに体験しましたが、ココロの力でカラダに変化が起こることを実感できたことは大きな収穫でした。

アメリカでは歴史的に、フロイトの「精神分析療法」、ウォルピ、アイゼンク、スキナーなどの提唱した「行動療法」、カール・ロジャーズの「来談者中心療法」が三大療法として心理療法の源流をなしています。「心理療法」には多くの種類があり、次ページで代表的な療法を俯瞰しておきましょう。

箱庭療法　ＮＬＰ　認知行動療法

精神分析療法　ＴＦＴ思考場療法

サイコドラマ　エンカウンターグループ

サイコシエンシス　フォーカシング

バイオフィードバック療法　トランスパーソナル

心理療法

ゲシュタルト療法　交流分析

家族療法　来談者中心療法

内観療法　ブリーフ療法　ユング派心理療法

森田療法　ロゴセラピー　自律訓練法

アサーショントレーニング　プロセス指向心理学

イメージ療法　ミルトンエリクソン療法

心理療法
01

ミルトンエリクソン療法

これまでの「催眠」の概念を書き換えた、20世紀最大の心理療法

アメリカの精神科医であり、心理療法家のミルトン・エリクソンが提唱した心理療法。精神療法に斬新な手法を用いたことで知られており、とくに催眠療法の分野でそれまでとはまったく異なる催眠の方法を用いたことでエリクソンは「現代催眠療法の父」とも呼ばれています。また、催眠療法を医学的見地から研究し、それまでの迷信的なイメージを払拭《ふっしょく》させ、治療的催眠という分野を確立させたのもエリクソンの功績です。エリクソンの催眠療法は、従来の催眠療法のように、定型文（「あなたはだんだん眠くなる」）などを使わず、一見、ふつうの会話をしているように見えながらも、じつは催眠と同じ原理を使って、相手を変化させていくのが特徴です。

「治療に抵抗するクライアントなどいない。柔軟性に欠けるセラピストがいるだけだ」

エリクソンのこの言葉は、ミルトンエリクソン療法の核となる考え方であり、この考え方に沿ってクライアントの「抵抗」を起こさないためのさまざまな技法が編み出されました。

たとえば、「ユーティライゼーション（利用できるものはなんでも利用する）」というアプローチでは、クライアントの一見「問題」と思えるような行動、あるいは「症状」さえも、それを解決するための能力やノウハウとして使い、自然かつ安全なトランスに導き、治療していきます。また、問題の原因を過去に求めて、その解釈を続けていく精神分析的な手法は使わず、はっきりとクライアントに対して指示や課題を出し、短期間で問題を解決していくというアプローチも生み出しました。このような、革命的とも言えるミルトンエリクソン療法のスタイルは、従来の心理療法の世界観を大きく変化させ、「ナラティブセラピー」「短期療法」「家族療法」など多くの療法や流派の源流となっています。

現在、心理学の分野以外の医療や教育、スポーツなどの分野でも活用されるようになったNLP（神経言語プログラミング）も、エリクソンに学んだジョン・グリンダーとリチャード・バンドラーの二人によってつくられたものです。

心理療法
02

ブリーフセラピー

過去の問題を問わず、現在の問題解決に焦点を当てた心理療法

前項のミルトン・エリクソンの理論をベースに、グレゴリー・ベイトソンやジェイ・ヘイリーなどが体系化していった心理療法。短時間で問題の解決をはかるのが特徴で「短期療法」とも訳されます。ブリーフセラピーでは〝問題の原因は何か〟ではなく、〝いま何が起きているのか〟を重要視し、コミュニケーションの変化を促して問題を解決していこうとするものです。

ブリーフセラピーにはさまざまな技法がありますが、大きく2つの型に分けることができます。

① 問題焦点型（MRIモデル）……問題を問題として見なすコミュニケーションパターンを変化させる方法で、問題に対する認知的枠組みを再構成していく「リフレーミング」と呼ばれる技法を使って、いままでとは違う枠組みでみていく方法を探

していきます。

② 解決焦点型（BFTCモデル）……考えうるあらゆる解決方法をクライアントが自発的に導き出す手助けをする方法で、奇跡的に問題が解決した状況をイメージさせる「ミラクルクエスチョン」を使って問題解決後の具体的な状況をイメージさせていきます（〝痛みが治ったあと〟など）。

ブリーフセラピーには、さまざまな質問の技法があり、「ミラクル・クエスチョン」のほかにも、これまでとってきた具体的行動や態度のパターンを振り返る「サバイバル・クエスチョン」や、現在の状況を数値化することで、問題の達成度を自覚させる「スケーリング・クエスチョン」、問題が生じるはずの場面で、例外的に問題が生じなかった状況に注目させる「例外の発見」などがあります。このような質問を用いながらクライアント自身のもつ問題解決能力を引き出していくのです。

ブリーフセラピーの理論は、その後の「家族療法」や「ナラティブセラピー」「NLP」などにも影響を与え、各療法のなかで発展していきます。カウンセリングの方法としては個人面接のほかに、家族面接や集団精神療法などさまざまな方法があり、精神医療以外にも、ビジネスや教育分野にも応用されています。

心理療法 03

ゲシュタルトセラピー

「ココロの声」から「カラダの声」を聞き、生き生きとした自分を取り戻す

ユダヤ人の精神分析医フレデリック・S・パールズとゲシュタルト心理学者であった妻のローラ・パールズによってつくられた心理療法。「ゲシュタルト」という言葉は、「形の全体像」「統合された全体」を意味し、ドイツ発祥のゲシュタルト心理学が生んだ概念です。ゲシュタルトセラピーでは、この考え方をベースに、人間は外部の世界をバラバラな寄せ集めとして認識するのではなく、「意味のあるひとつのまとまった全体像として構成し、認識する」という視点を基本概念にしています。また、パールズ自身が日本で禅の修行をしたこともあり、東洋思想から「無」や「陰陽」の思想を取り入れていて、心身一如的視点や言葉だけではなく非言語的な表現も重視しながら、その人を全体的に理解しようとします。

それまでの心理療法は、「過去になにか問題がある」という観点のものがほとんど

でしたが、ゲシュタルトセラピーでは、徹底して、現在、「いまここ」で自分がなにをしているのかに注意を向け、その問題がいま未解決になっている問題なのか、すでに過去のものであるのかを明確にしていきます。そして、この過程で起こる「自発的な気づき」を重要視します。

たとえば、自分のカラダの声や感情に耳を傾け、自分に何が起きているかに注意を向けることで、抑圧された無意識な部分を意識化させていきます。どのようなやり方で現在の自分を抑圧しているかに「気づく」ことで、新しい状況に対処することができるようになるのです。

「いま、ここに自分はどう存在しているか？」を問うゲシュタルトセラピーは、その後のNLPや、交流分析の再決断療法のアプローチのひとつとしても用いられており、コーチング、フォーカシング、アートセラピーなどにも多大な影響を与えています。

セラピーは一対一よりも、複数による「ワーク」と呼ばれる体験実習として行われることが多く、実存的に〝生きる〟ことを試みる実験の場として提供されています。

心理療法04

フォーカシング

「あいまいな実感」を手がかりに、ココロのメッセージを聞く

アメリカの哲学者・臨床心理学者のユージン・ジェンドリンが提唱したカウンセリングにおける技法のひとつ。ジェンドリンは、「来談者中心療法」を確立したカール・ロジャースの共同研究者であり、来談者中心療法の実践のなかからフォーカシングを体系化しました。

カウンセリングが成功するとき、クライアントは必ず自分の「ココロの実感」に触れていることに気づいたジェンドリンは、このココロの実感に触れるための方法をクライアントに教える必要があると考え、そのための理論として体験過程を体系化し、その具体的な技法として「フォーカシング」を提唱しました。

フォーカシングは、意識と無意識の間にあるまだ言葉にならないような、カラダで

感じられる微妙な感覚に注意を向け、その感覚を言葉として表現していきます。この言葉にならないようなカラダで感じられる感覚のことを、ジェンドリンは「フェルトセンス」と名づけました。

具体的にはまず胸の奥や腹の底などカラダの中心部分にぼんやりと注意を向けながら、「気がかりな感じ」が感じられるのを、受容的な態度で待ちます。次に、その感じにピッタリな言葉を探し、見つかったら、その言葉がフェルト・センスにピッタリかどうかを突き合わせて感じてみます。違っているようであれば、再びピッタリくる言葉を探し、もう一度、フェルトセンスと照合してみます。この過程をくり返し行います。「感じ」と「言葉」がピッタリであれば、フェルト・シフトと呼ばれ、ピッタリだという感覚と解放感が得られるというものです。

フォーカシングを行う人を「フォーカサー」、聞き役を「リスナー」と呼び、フェルトセンスに触れていく過程をリスナーに聞いてもらうことで、フォーカシングが促進され、自分自身の気持ちがより理解しやすくなります。日本では、「日本フォーカシング協会」のＨＰで、フォーカサーを探すことができます。

心理療法05

自律訓練法

催眠法にして、医療機関でも広く用いられている健康法

1932年にドイツの精神科医J・H・シュルツによって体系化された自己催眠法。日本の精神科医の成瀬悟策《なるせごさく》との共著『自己催眠（1963年）』という本のなかで自律訓練法が触れられています。

シュルツは、催眠に誘導された人が腕や脚に重たさや温かさを感じることをしばしば報告するということから、その感覚を自己暗示により生じさせ、催眠状態をつくることを考案しました。自律訓練法は、他者から誘導される催眠法と異なり、自分自身でいつでもどこでも行える特徴があり、緊張の緩和、疲労の回復、カラダの痛みや精神的苦痛の緩和などに効果があるとされています。

自律訓練法の「自律」とは、「本来人間の持っている自律性＝恒常性すなわちホメオスタシスを機能させる」という意味があります。また、「ありのままに任せる」と

いう意味も含まれています。

自律訓練法は、次の背景公式と第1～6公式の合計7つの公式で構成されています。決まった言葉を目を閉じた状態でとなえながら行います。

①背景公式「気持ちがとても落ち着いている」、②第1公式「手足が重い」、③第2公式「手足が温かい」、④第3公式「心臓が静かに打っている」、⑤第4公式「呼吸が楽になっている」、⑥第5公式「お腹が温かい」、⑦第6公式「額が涼しい」。

なお、訓練を行った後はめまい、脱力感などが生じる場合があるので、「消去動作」と呼ばれる、両手の開閉運動や伸び、深呼吸などを行うことが推奨《すいしょう》されています。

自律訓練法は、医療現場で広く用いられており、現在、日本自律訓練学会が定める認定資格に、「自律訓練法認定士・認定医」、さらにその上位資格である「自律訓練法専門指導士・専門指導医」があります。現在では、多くの認定資格者が全国の病院やメンタルヘルスセンター等で活躍しています。また、精神科・心療内科・神経科などで実施されているグループセラピーのひとつとしても、自律訓練法が組み込まれていることが多いです。

ヒーリング／セラピー

人体を、物質以上の〝存在〟として癒す方法

「セラピー」＝therapyという単語を、日本語に訳すと「治療」や「施術」となります。ですから、〇〇セラピーと言えば、「〇〇治療法」や「〇〇施術」ということになります。この用語に関する定義も規制も日本ではまだありません。セラピスト、カウンセラー、ヒーラー……似ているようで大いに違いのあるこれら3つのポジションを整理しておきましょう。

まず、マッサージ系セラピーには、フェイシャルマッサージ、ハンドマッサージ、フットマッサージ、ボディケア・マッサージなどがあり、伝統的なさまざまな手法があります。マッサージは本来、「あん摩・マッサージ・指圧師」という国家資格を持つ人の仕事の範疇《はんちゅう》に入りますが、日本では、各国の伝統的マッサージ技法とセラピーについての明確な違いや定義もなく、マッサージ系セラピーとして、事実上、広まっています。あくまでも民間資格であり、リラクゼーションのために施されるものである、という認識が必要です。

セラピーのなかでも、「サイコセラピー」は「心理療法」になります。サイコセラピストという場合は、心理療法家＝カウンセラーのことです。これは、他のセラピーとは独立していて、日本においても大きな一群を形成しています。2015年には、「公認心理師」という国家資格も誕生しました。

セラピーのなかにあるエネルギー療法は、種類も多岐にわたっていますが、それらのほとんどは、心身を流れるなんらかのエネルギー循環を想定しています。そのエネルギー循環を促すスキルをもったセラピストをとくに、「ヒーラー」と呼んでいます。

「健康」という言葉は、じつは日本語としての歴史は浅く、明治維新以降、西洋の言葉が次々と日本語訳されていくなかで、「健康」という言葉も、healthの訳語として当てはめられ、造語されたのです。

healthというのは、healにthがついて名詞化されたものです。healは、healing（ヒーリング）というように「癒す」という意味。つまり、healthのもともとの意味は、healされた状態＝癒されている状態を表しているのです。

healの語源をもっとさかのぼれば、ギリシア語の「holos」に起因していて、これは「全体」「全的」「全体論」などと訳されています。なので、healthを本来的に訳せば、「全体的に調和がとれた状態」ということになるのです。全体、カラダのつながり、そのバランスこそが、healthです。それを現在進行形で施すスキルがhealing＝ヒーリングというわけです。そのような技法が、西洋・東洋を問わず、古来から人々の心身の癒しを担ってきたのです。

ヒーリング能力は、しばしば「サイキック」と混同される場合があります。サイキックと呼ばれる能力には、「予知能力」「サイコキネシス（念動力）」「テレパシー」「リモートヴューイング」「サイコメトリー」などがありますが、ヒーリング能力とはサイキックの一部と言えるのでしょうか？

私はさまざまなヒーラーの方々とお会いしましたが、いまでは「サイキックのそれぞれをひとつに特化してではなく、調和的に使える人がヒーラーなのかもしれない」と考えるに至りました。

なお、いま日本における代表的な、ヒーリング・セラピーについて次ページにまとめました。

ハーブ・セラピー

レイキ

リフレクソロジー

タイ古式マッサージ

バリニーズマッサージ

ホ・オポノポノ

スウェディッシュマッサージ

JOUREI

シータヒーリング

リンパドレナージュ

アロマトリートメント

ヒーリング／セラピー

オーラソーマ

ヒプノセラピー

セラピューティック・タッチ

タラソセラピー

ロミロミマッサージ

クレイセラピー

EFT

ハンズ・オン・ヒーリング

バッチ・フラワー・レメディ

カラーセラピー

ブレナン・ヒーリング

プラニック・ヒーリング

ヒーリング／セラピー01

リフレクソロジー

いまや駅前でも受けられる、国民的マッサージの代表格

主に「足の裏の特定部位を押せば、カラダの特定部位に変化が起こる」という考えに基づき、疲労の改善などをはかる療法。reflex（反射）とology（学や論の意味を表す名詞をつくる接尾辞）を合わせた造語と言われています。

足もみ療法自体の歴史はとても古く、紀元前２４００年ごろの古代エジプトの壁画に、足もみと手もみを行う様子が残されています。また東洋においては、中国最古の医学書「黄帝内経《こうていだいけい》」のなかに「観趾法《かんしほう》」という記述があります。古代から伝わるこの療法を現在の形に体系だてたのは、アメリカの耳鼻咽喉《いんとう》科医であるウィリアム・フィッツジェラルドです。20世紀初頭、まだ麻酔技術が確立されていなかったころ、彼は手術中の患者が痛みに耐えるためにベッドに手や足を押しつけているのを発見しました。手や足に圧をかけることで痛みが和らぐということに注目し、その後、手や足へ

の刺激が内臓の機能回復を促すことを解明していきます。

さらに研究を重ねた彼は、人間のカラダを頭の上から足の先まで縦に10等分にゾーン分けし、それぞれのゾーンが足裏の同じゾーンの部分に対応しているという理論を確立していきます。これがゾーンセラピーと呼ばれ、リフレクソロジーの基礎となっています。そして、ゾーンセラピー発表後、フィッツジェラルドは開業医を対象にリフレクソロジーを教えるセミナーを開きます。そのときに参加した医師の助手を務めていたユーシス・イングハム女史が現在のリフレクソロジーの療法を確立し、「足は全身の鏡像」であるとして、この療法を世界中に広めていきました。

現在、日本ではさまざまなリフレクソロジーの種類があり、それぞれに違った施術を受けることができます。大きく分けると、「西洋式」と「東洋式」があります。西洋式では、主に親指の腹を使いながら撫《な》でるように足を刺激し、あまり痛みを感じさせないもので、治療よりもリラクゼーション寄りのやり方が特徴です。東洋式は主に指の関節を使って足裏を刺激し、ある程度痛みをともなうことで効果を発揮すると考え、リラクゼーションより治療寄りです。施術者は「リフレソロジスト」と呼ばれ、日本国内には数多くのリフレクソロジースクールがあり、レベルもさまざまです。

ヒーリング／セラピー02

リンパドレナージュ

目立たないが、健康にも美容にも欠かすことのできない「リンパ」の働き

リンパ液は、毛細血管から浸出した血液の一部で、いわば血液が濾過《ろか》された体液と言えます。血液とは異なり、心臓のポンプの力を持たないため、筋肉の動きや呼吸などによって非常にゆっくりと流れます。そして、体内に滞る古い細胞などの老廃物や二酸化炭素を回収して尿などとして排出させます。また、リンパ管の要所にあるリンパ節は、細菌を退治し、ウイルスへの抗体をつくります。体内を浄化してくれるだけでなく、細菌を退治して免疫力を高めるという大切な働きをもっているリンパを施術者の手の動きでゆっくりと動かしていくのが、「リンパドレナージュ」。ドレナージュとは「排出」という意味です。

もともとは１９３０年代にフランスのエミール・ヴォッダーによって、リンパ浮腫《ふしゅ》の患者の治療のために考案されました。正式名は、「ヴォッダー式マニュアル・リン

パドレナージュ」と言います。

ある日、ヴォッダーの診療所に、鼻炎とうっ血に悩むクライアントが訪れました。ヴォッダーは触診《しょくしん》すると首、のどのリンパ節に腫れを感じました。リンパ液の停滞が原因と感じたヴォッターは、リンパの流れをスムーズにするマッサージを施しました。するとクライアントの症状が回復しました。このときにリンパドレナージュの基礎が誕生しました。その後、臨床を重ねていくうち、リンパ浮腫の治療や免疫系の賦活効果が注目されるようになり、現在のリンパドレナージュのメソッドとして体系化されました。

現在、「医療系」と「美容系」の2つの分野で異なる施術がなされています。医療系では、医師の指導のもとでガンを手術した患者のリンパ浮腫の緩和ケアとしても用いられることもあり、施術者の資格も「医療リンパドレナージセラピスト」「リンパ浮腫療法士」という名称で、医療系の専門学校で取得できます。一方、美容系では主にデトックス作用や血行促進を目的として用いられており、こちらはより強い刺激で施術を行うため「リンパマッサージ」として明確に区別されています。

ヒーリング/セラピー03

ロミロミ

古代ハワイアンから伝わるココロとカラダと魂を癒すヒーリング

古代ハワイアンが医療として行っていた伝統的なヒーリング法。「ロミ」とはハワイ語で「もむ、押す、圧迫する」や「マッサージする」という意味で、オイルを使って手のひらや指先、ひじや腕全体を使う独特な方法でカラダに触れていくのが特徴です。

ハワイでは自然と大地のエネルギーを「マナ」と呼び大切にしてきました。このマナを操ることのできる優秀な神官が「カフナ」です。カフナのなかには、自然と大地の豊穣を祈る者、人類への恵みを祈る者、政治に参加する者などがいて、その専門性によって細分化されていました。このなかで医療を行う者は「カフナ・ロミロミ」と呼ばれ、病気を治すことは崇高な行為とされ儀式として継承されてきました。

「カフナ」は「ヘイアウ」と呼ばれる神殿を中心にこの儀式を行い、祈りをささげ、患部に触ったり、もんだり、手かざしをしたり、ハーブ（草）を煎じて飲ませたりしていました。つまり、もともとロミロミはハワイの王族や貴族など一部の人しか受けられないヒーリングだったのです。しかし、この「古代ロミロミ」はカメハメハ２世の時代に「カプ制度廃止」として伝統的な宗教と共に禁止されてしまい、「カフナ・ロミロミ」の世襲制度も途切れてしまいました。これを、１９７０年代アンティー・マーガレット・マチャド女史が、それまで門外不出とされてきた伝統的な手技を初めて家族以外にも教え始め、癒しやリラックスなどを目的としたオイルマッサージとしてまとめました。これが源流になり、現在、世界各地で受けられるロミロミとなって広まっていったのです。

１９７０年代には日本にも入ってきて、いまではエステ・スパ・マッサージ店などでも施術を受けられるようになりました。

また施術をするセラピストを養成するスクールも増加しています。日本では民間資格となりますが、現地のハワイではハワイ州が定めるカリキュラムの単位を修得し、認定されると、ハワイ州認定の資格を取得することができます。

ヒーリング/セラピー 04

タイ古式マッサージ

タイの伝統医療から生まれた、精神と肉体の自然治癒力を回復させる技法

いまから2500年ほど前に、インドからタイに仏教が伝来したのと同時期に、医学やマッサージの技術も伝わったとされます。タイ医学は、シヴァカ・ゴーマラバット師というインドから来た医師が創始者である伝えられており、彼は「ブッダの主治医」「医学の祖」とも言われています。こういった経緯からタイマッサージはインドのアーユルヴェーダをベースにしつつ、中国の指圧、経路やチベットの伝承医学などの影響を受けながらその独自性を確立し、発達してきた歴史をもちます。当時のタイではワットと呼ばれる寺院が、仏教を広める場所としてだけではなく、集会所や学校、ときには病院のような役割をすることもあり、タイ式マッサージもこのワットのなかで発展しました。

タイ伝統医学では、宇宙も人間のカラダも地、水、風、火の4つの要素で構成され

ると考えられていて、とくに風の要素に働きかけ、カラダの動きをよくし、病気を治していくことが基本概念となっています。また、人間のカラダには「セン」と呼ばれるエネルギーラインが流れていると考えられていて、そのなかでもとくに重要とされる10本の「セン」を刺激するようにして施術を行います。10本のうち6本の「セン」が足（足裏〜足の付け根）の部分に集中しているため、足からマッサージをスタートし、足全体を念入りにマッサージするのが特徴です。

タイ式マッサージというとアクロバティックなストレッチが印象的ですが、これは「二人で行うヨガ」とも呼ばれ、マッサージを受ける側がヨガのポーズをとるだけではなく、施術者自身もポーズをとりながら施術します。つまり、これは受ける人だけでなく、行う側の人も健康的になるということです。施術の技術は、「指圧・マッサージ」「ストレッチ」「矯正」の3つの部門に分けられており、ただコリをほぐすのではなく、全身をじっくりマッサージしていくので、一回のマッサージは2〜3時間かけて行われます。

現在、施術者を養成するスクールは各種団体があり、日本では民間資格になりますが、タイの各省庁から認定を受けて資格を発行しているスクールもあります。

ヒーリング／セラピー
05

気功

「自養其生《じようきせい》」（自らその生命を養う）をめざす、中国伝統医療の心身養生法

気功は、中国伝統の治療法です。現状知られている気功に関する最古の資料は、新石器時代の壷に描かれている「亀の呼吸をしている人の絵」です。古代の人たちは、舞踊によって健康を維持していたと考えられるので、それが気功の原点につながるのではないかと考えられています。

中国最古の医学書『皇帝内経』にも、「気」と病気との関係について記述があります。このことからも、2000年以上前の人たちは、「気」に関してすでに認識し、実践していたことがわかります。その後に書かれた中国の歴代医書のなかにも、「気」に関する記述は数え切れないほどあります。「気功」という名称が初めて使われるようになったのは、1950年代、劉貴珍によって記述された『気功療法実践』が始まりです。

基本的な要素としては、①調心（リラックスした状態での精神集中）、②調息（呼吸を整える）、③調身（姿勢を整える）の3つがあげられ、これらを組み合わせて行います。気功は数千年にわたって発展する過程で、さまざまな流派へと分派をくり返してきました。中国だけでも、2000以上の流派があると言われています。

気功の技法には、大きく分けて「内気功」「外気功」の2種類があります。内気功は、体内の気を循環させることで気を増幅させ、主に健康を維持、増進する目的で行います。外気功は、気功師が患者に対して気を放射することで、患者の不足した気を補うとともに、調整し、病気治療に役立てる方法です。外気功は中国においては医療として認められており、気功師は国家資格が必要となっています。

アメリカではニューヨーク大学看護学教授のドロリス・クリーガーが気功を基本にタッチセラピーを開発し、手術の補助手段として用いました。日本でも、大正時代に流行した調和道や岡田式静座法などを中国の因是子が研究して、近代中国気功に影響を与えたと言われています。

気功の団体は世界中に数えきれないほど存在しますが、中国政府から世界で唯一認められている団体として「世界医学気功学会」があり、日本にも事務所があります。

ヒーリング／セラピー06

レイキ

日本生まれのアメリカ育ち、世界中に広まったハンドヒーリング法

大正11（1922）年臼井甕男《うすいみかお》によって「心身改善臼井靈氣療法」として創始され、現在は世界的に実践されている「手当て療法」です。

臼井甕男が京都の鞍馬山《くらまやま》で21日間の断食修行を行うなかで自らの治癒能力を発見し、その治癒能力を「霊気」と名づけ、「臼井霊気療法学会」を設立しました。戦前、戦中の時期に日本では民間人や海軍の間で治療法として用いられて数万人の使用者がいたと言われていましたが、終戦後、ＧＨＱの政策により臼井霊気療法学会も対外的な活動を停止します。

その間に、臼井甕男の弟子の一人で、海軍大佐だった林忠次郎から霊気の施術を受けたことで病気が完治した日系二世の高田ハワヨがその治療効果に驚き、林から霊気を学び、ハワイに帰国後、弟子の育成を始めました。

当時、アメリカではニューエイジ運動と呼ばれる精神的に自由な生き方を求めるムーブメントが高まっていて、その時代背景にも後押しされ、霊気は「ＲＥＩＫＩ」としてアメリカ中に広まっていきました。その後「逆輸入」という形で１９８０年代後半に日本にも再上陸しました。霊気にはさまざまな流派がありますが、現在日本で広まっている霊気の多くはこの逆輸入された「西洋レイキ」のことです。他には日本独自のやり方を守っている「直傳靈氣《じきでんれいき》」があります。

霊気とは「宇宙に存在する霊気を活用して、人間そのもの（ココロ・カラダ・魂）を健全にするもの」と創始者の臼井が言うように、特殊な能力などを必要とせず、アチューメントという伝授を行えば、誰でもできるようになるヒーリング法であるとされています。方法は施術者が12ポジションと呼ばれる全身の12カ所に手を当てていき、約30～60分で終了します。現在、世界各国では医療機関でも使用されており、イギリス、カナダなどでは医療保険が適用されている国もあります。レイキを修得するには、①ファーストディグリー、②セカンドディグリー、③サードディグリー、④マスター（ティチャー）ディグリーの４段階があり、マスターディグリーを受けると他人に伝授することができるようになるとされています。

ヒーリング/セラピー07

セラピューティック・タッチ

世界80カ国以上の医療現場で使われている「エネルギー療法」

１９７０年代にニューヨーク大学看護学部教授・看護師のドロレス・クリーガー博士と、アメリカ神智学協会会長を務めた心霊治療家のドラ・クンツが提唱したエネルギー療法。人間には生命エネルギーの流れるヒューマン・エネルギー・フィールドがあり、その流れが滞ると病気になると考えられており、セラピューティック・タッチを習得したヒーラーは、患者のカラダから少し離れたところに手をかざすと、ヒューマン・エネルギー・フィールドを感じとることができると言います。患者に直接手を触れることはほとんどありませんが、逆にこのことによって、直接的なタッチングが難しい患者や、道具・設備のない状況においても安全で効果的なケアを提供することができるとしています。

施術をするヒーラーは、まず地球の中心と一本の軸でつながるイメージでグラウンディングをしてから、宇宙の中心と一本の軸でつながるようにイメージしていきます。そしてそのまま、手を30回ほどこすり、手にピリピリした感覚が生じたところで、患者のエネルギーフィールドに手をかざし、患者の不調なところを探していきます。不調を感じる感じ方は人によってさまざま。温度を感じる人、重さや圧力を感じる人、ピリピリちくちく感じる人などがいます。

同じ手かざしで行う療法として前項の「レイキ」がありますが、レイキとセラピューティック・タッチの違いは、レイキは意図を持たず、自然のままに行いますが、セラピューティック・タッチは明確な意図を持って治療にあたります。そのために、施術の前には「アセスメント」と呼ばれる患者のエネルギーフィールドの調査・状況掌握を行ってから、不調を感じるところ、エネルギーの滞っている部分を流れるように意図し、集中して施術を行っていきます。

現在、世界80カ国以上の医療現場で看護師、ホスピス関係者により実践されていて、アメリカでは正規の教科としてカリキュラムに含めている看護学校もあります。

ヒーリング/セラピー08

シータヒーリング

脳波を「シータ」波にすることで起きる、奇跡のヒーリング

1995年、アメリカ・アイダホ州に住むヴァイアナ・スタイバルによって創始されたエネルギー療法です。

当時、彼女は悪性の腫瘍《しゅよう》に侵されていて、右足を切断するように医者から宣告を受けていました。自身も自然療法士として活躍していたヴァイアナは、西洋医療の対処法から伝統的な代替療法までさまざまな治療法を試しましたが、効果は得られませんでした。

そんなあるとき、リーディング中、彼女自身にインスピレーションがわいてきました。インスピレーションは彼女にまったく新しいヒーリングスキルによって「あなたの病は完治する」と伝え、彼女はその声の導きに従い、自分の足に対してヒーリングを施しました。すると、自らのヒーリング・テクニックにより、ヴァイアナの腫瘍は

奇跡的な治癒《ちゆ》を遂げたのです。

彼女はその後、このテクニックを自分の個人セッションやセミナーで使うようになります。このインスピレーションを送ってきた「主」こそ、ヴァイアナのシータヒーリングで「すべてなるもの」と呼ばれるエネルギーの存在でした。後に彼女はこの「すべてなるもの」から伝授されたヒーリングスキルを体系化し、「シータヒーリング」として体系化しました。

シータヒーリングでは、人は「シータ波」と呼ばれる脳波状態になると、「すべてなるもの」につながることが可能になり、癒しのエネルギーや自己実現のエネルギーを受けとり、他の方へ流し伝えていくことができるとしています。

シータヒーリングで特徴的なのは、思い込みへの働きかけです。セッションでは脳波をシータ波にしてヒーリングをすることで、クライアントの潜在意識に働きかけ、病気や悩みの根本になっている、潜在意識下の思考パターンを見つけ出し、妨げとなっている思い込みの部分をプラスのものに変換していく作業を行います。

いままでは、25カ国以上の国々に広がっています。日本には2003年に紹介され、現在国内で、1万人以上の方々がシータヒーリングのテクニックを学んでいます。

シータヒーリングの認定資格には、プラクティショナー、インストラクター、プロ、と3つの資格があり、所定のカリキュラムが用意されています。日本でのシータヒーリングに関する管理は「シータヒーリングジャパン」が行っています。

特別対談
Part2

ヴァイアナ・スタイバル（ヒーラー）×おのころ心平（著者）
「ヒーリング」についての話

ココロとカラダを癒す「医療」と「ヒーリング」の深い関係

数多くのケーススタディに基づいた「症状」の真の意味と、人生そのものを癒やしていくライフヒーリングの重要性、またヒーリングの起こる際の脳の状態、意識の置き方、そして、サイキック能力を発揮してカラダをサーチしていくときのマインドポジションなど、私自身、たいへんインスパイアされた対談となりました。

心平　僕が質問したいのは、人間が幸せであるために必要な心身の健康へのさまざまなアプローチです。たとえば、「ヒーリングセラピー」「ボディワーク」そして「カウンセリング」「メディカル医療」。それぞれ、ほんとうは結局同じなのですが、その違いはいったいなんだとヴァイアナさんはお考えですか？

ヴァイアナ　医療従事者というのはたいがい、「症状に対して対処する」という役割です。たとえば、患者が立ち上がって病室から出ていける状態になったならば、それでもうすでに、治療は終了します。でも、ヒーラーというのは、「クライアントが実際に、肉体の健康と同時に喜びと幸せを感じられるようになるまで見届ける」ものです。

ヒーリングをする場合、多くは、クライアントに悩みがあるという前提ですよね。たとえば病気があると認識して、それを癒す。ときどき癒すのに時間がかかることがあります。私自身が病人に働きかけているとき、私は創造主のところに上昇し、創造主に「これを変えてください」と言います。つまり、何か悪いところがあってそれを癒すという考え方ではなく「変えてください」と言ったほうが癒しは早く起きるのです。

本来は誰もがヒーリングは必要だと思います。成長するために、または私たちが持っている固定観念や意見を変えるためにもヒーリングは必要です。病気になるということはその人自身のバランスが崩れているサインですが、それは決して常に悪いだけではないのです。

私がよく言うのは、「病気になったことによって、目標に向かって達成することができる」ということ。私たちの潜在意識というものはそれほど強力なのです。たとえば病気になることで、家族が団結するということもあります。そもそも私たちはクリエイティブなエネルギーの一部なのです。だから私たちが人生のなかでつくり出しているものにはすべて目的があるはずです。

ときとして問題を解決するために病気になる人もいます。また病気をすることによって、新しいレベルの達成を学ぶ機会を得ることもあります。それを通して、自分自身を正しい方法で愛することができるということもあります。

心平　だからヒーリングというのはとても複雑な側面を持っていると思います。

ヴァイアナ　必ずしもヒーリングというのはボディの問題だけではないということですね。メンタルもフィジカルも、それからスピリチュアルも全部カバーしていると思います。そしてセラピーというのはヒーリングを達成するためにあるものだと思います。つまりそれは、なぜあなたはそういう病気になったのか、そして何があなたのカラダのなかに病をつくり出したのか、それを分析する、あるいはひも解く。そのための手がかりとしてヒーリングは存在すると思います。「方法論」ですね。

病になった場合は、人々が自分を振り返って自分の魂はどこにあるのか、自分は何を考えているのかを再び見直すことが必要です。その人の人生で起きていることが必ずカラダに反映されています。ヒーリング以外にも、ボディーワークをすることによって感情が浮上してきますし、ボディワークを受けている最中に、話をすることが必要になってくる場合があります。

このようにカウンセリングはあらゆるヒーリングの分野に欠かせないものだと思います。なぜならば、「ボディ」「マインド」「スピリット」は全部ひとつのものだからです。医療に言及するならば、人類は肉体について何世紀もの間さまざまな研究をしてきました。そこにいわゆる専門的な医療が参入してきました。何年か前に、私は心臓に問題があって、それを癒しました。でも医者に「働きすぎの傾向がありますね」と言われました。私の主治医は、私が何をすべきかがわかっていたわけです。つまり、私はリラックスして、もっとのんびりすることで、自分のカラダを癒す必要があったわけです。そこからもわかることは、私たちというのは常に感情に肉体が反応するということ。DNAは、私たちの思考に反応しますし。ボディ、マインド、スピリットを全部ひとつにするには、あとほんの少しのステップが必要です。

医学界には、ヒーリングとセラピーをひとつのものにしたいと思っている医療従事者はたくさんいると思います。なぜならば、彼らは「患者さんの生活態度が、病状を

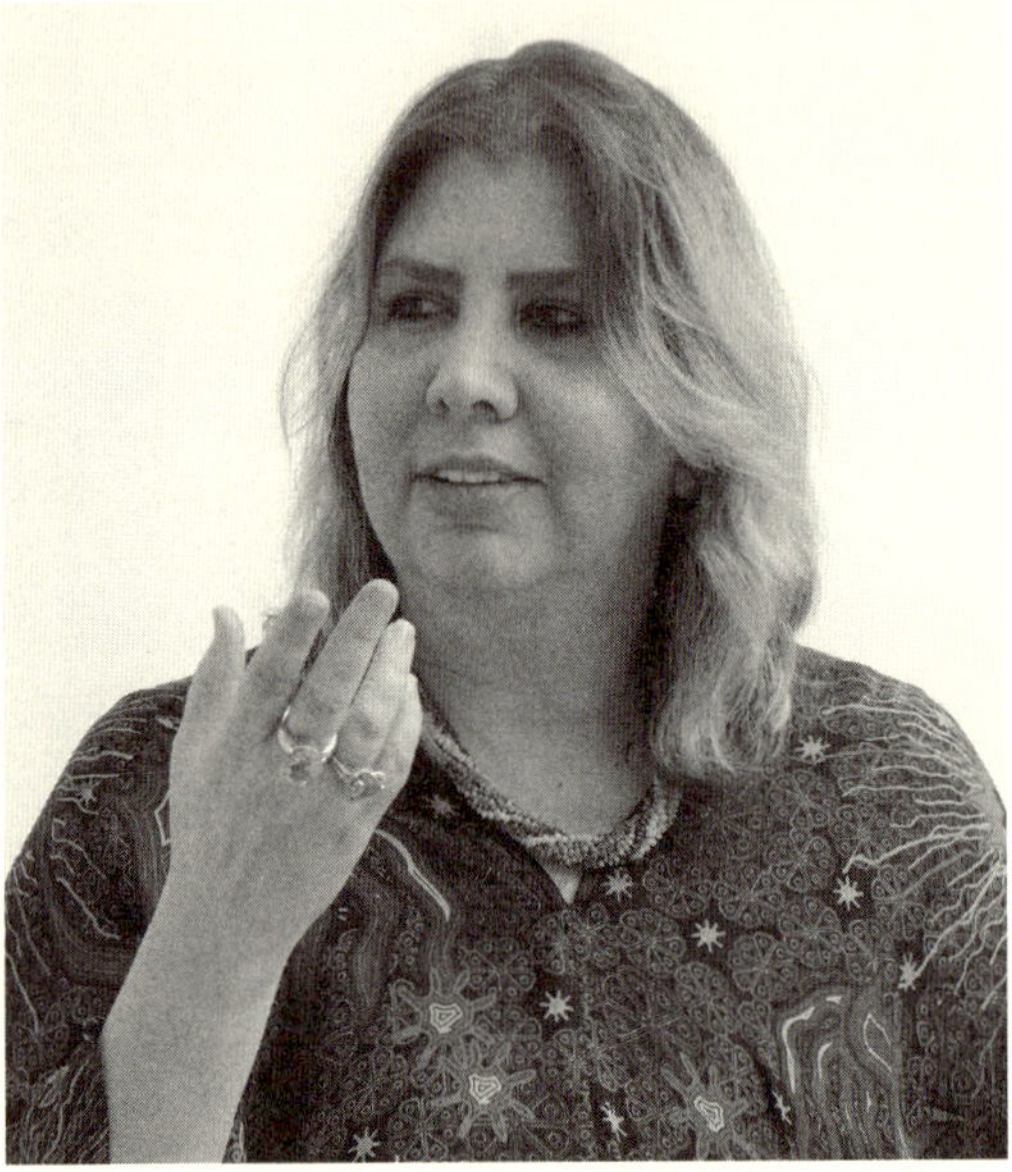

ヴァイアナ・スタイバル

人生のあらゆる面をプラスに変える「シータヒーリング」の創始者。1995年に末期ガンに侵された自身の右足を瞬時に癒した経験から、「シータヒーリング」と名づけた画期的なヒーリング・プログラムを開発。米国モンタナ州を拠点とし、4万5000以上の施術を通し、心身の病気から願望実現に至る幅広い実績を誇る。現在は、レクチャーやセミナーを通して、シータヒーリングのプラクティショナー(施術者)やインストラクターを育てることに専念している。プクティショナーは全世界で約30万名、インストラクターは約数万名を超え、プラクティショナーの実績はロサンゼルスタイムズ紙やFOX TVで紹介された。日本では、2005年に「シータヒーリング・ジャパン」を設立。認定インストラクターは約1200名。認定プラクティショナーは数万名。

よくするのに非常に大きな役割を持っている」ということがわかっているからです。また同時に、世間の人たちには、ヒーラーというものがまがいものではないかという気持ちもあると思います。だから私は、ヒーラーとしてヒーリングを受けた人たちにも、必ずその後、しっかりとよい変化が起こっているか、医療従事者の検査を受けるように教えています。私自身、必要なときは、病院に行っています。ヒーリングというのは、決して医療と対立するものではなくて、共存して初めて意味のあるものだと思います。

大切なのは「選択肢」を増やすこと

心平　僕もそう思います。この質問をなぜしたかというと、ヒーリングと医療が対立関係になっていることが往々にあります。なので、治療を受ける側が選択という主体性を持つためにも、難しいことだと思いますけれど、理解をする必要があると考えています。

ヴァイアナ　患者さんの側だけでなく、双方に問題の原因があると思います。ひとつは、ヒーラー側に問題がある場合です。たとえば、やってくるクライアントさんに対して、「自分のところ以外の他のヒーラーに行かないように」とか、「医療従事者にかからないようにということを言うヒーラーがいるわけです。そういう方には、医者が気に入らなかったら、「医者を変えることができるでしょ」と、説明するといいと思います。

私自身は、飛行機で長距離を旅行するときとかは、必ず主治医に健康診断をお願いしています。主治医は私のことをふだんから知っていますから。そのお医者さんは、従来の医学療法と、ヒーリングの両方をやってくれます。医者が私の命を救ってくれました。これとは反対に、私はいわゆる医療過誤で2回ほど死にそうになったことがあります。

ですから、医者を盲信しないで、きっちり選ぶ必要があります。私たちは、ついお医者さんというと盲信してしまう傾向にあります。だから、私たちはもっと賢くならなければならない。私たちは自分のお医者さんのことが好きで、自分のお医者さんを信頼できるような関係でありたいと思います。もちろん、お医者さんはその信頼に応え得る人材でなければならないですけれど……。

お医者さんには、医者としての確かな腕を持っていてほしいですね。ヒーラーも同じです。ヒーラーにかかるときは、よいヒーラーを選ばなくてはなりません。

心平　選択肢がとくに重要だと思っているんですね。ひとつの医療しかなければ、それしか選択できません。でも僕は、代替医療と西洋医療と、少なくとも２つの選択肢があれば、もっと健康に前向きに取り組めると考えています。

ヴァイアナ　日本の医者は、いわゆる代替医療というものがあって、それが効果のあるものだとわかれば、彼らはもっと強く立ち上がると思います。でも、アメリカにおいては、そういう医療を取り入れようとした場合、自分が他者からどういうふうにみられるかということを気にする医者がいます。

モンタナでは、多くの医療従事者が代替医療と西洋医療の両方を取り入れています。専門医、マッサージ師、ヨガ、瞑想もひとつのクリニックや病院で扱っています。ある救急クリニックでは医療従事者を「ヒーラー」として表示しています。

日本人のマインドにとっては、もしそれがはっきり目に見えてわかれば、たいていは、皆すぐそこで、強い気持ちで代替医療を取り入れていくだろうと思います。日本の医者は、自分の患者さんがよくなることをほんとに心から願っています。私が知っている医者は、皆さんスピリチュアルです。そうでない人との間には大きな違いがありります。だから、彼らは、常に前向きに学びますし、いわゆる統合医療というものを積極的に自分の治療に反映させようとします。

医者というのは、何年もかけて医者になるわけです。だから、医者が持っている医学知識は正当に評価されるべきだと思います。でも医者といえども人間ですので、よいハートを持っていなければ、価値はないと思います。なぜなら、人は自分の命を医者に預けるわけですから。たとえば、医者から「余命3ヵ月」ですと言われた人は、「あと3ヵ月しかないんだ」と思うわけです。でも、医者に「大丈夫、命に問題ない」と言われたら、「大丈夫だったんだ」と喜ぶわけです。

心平　僕がヴァイアナさんをすごいと思うのは、医者の思いや医者の立場、それをわかったうえで、おつき合いをすること。これだと、お医者さんもヒーリングされますよね。僕のように医療に携わる活動というのは、クライアントさんに選択肢を提示するのと同時に、お医者さんを癒す必要があると思いますね。

ヴァイアナ　私は、長い期間しんどい思いをして学校で学んだ医者は、ヒーラーでもあると思います。私がいままで会ったほとんどの医者はとてもいい人でした。そして私が会った、ほとんどのヒーラーもいい人でした。でもそれは、必ずしも腕のよい医者、あるいはヒーラーであるということとイコールではないのです。医療従事者を選ぶときには、その点を考えなくてはならないと思います。もちろん、ヒーラーに対しても、自分で冷静に考えるべきだと言います。

私がトレーニングした人たちがいますけれども、そしてその人たちがヒーリングを受けようとしていて、ヒーラーさんから「あなたは宇宙人に誘拐《ゆうかい》されたことがある」と言われたりしたことがあるそうです。あるいは、「あなたがいま体験していることは、過去世《かこぜ》のすべての罰を受けている」と言われたりすることがあるそうです。それを聞いて、私はびっくりしました。私は、そういうことを言われた人たちには、膝を交えて「あなたは誘拐なんかされていません」と言うわけです。そして、「過去の悪いものなどないです」と言います。

ただ、たとえば夫婦仲が冷えているケースでは、夫は「自分にとってエイリアン」。いわゆる自分と全然違う人種に感じられるわけですよね。そして、何年もその状態になっていて、とらわれているような気になるわけです。

心平　ヴァイアナさんは、原因を誰かのせいにしませんよね。そのとらえ方、考え方を変えるようなことを促す。これは、ヒーラー、セラピストにとても必要な要素だと思うんです。たいていは、エイリアンのせいにしたり、「過去世」のせいにしたり……。そこで、思考停止のまま止まってしまう。そこで終わらずに、考え方を変えていく。原因を見つけて、排除するのではなく、原因に対して、どういうふうに向き合うのかが大切ですよね。

ヴァイアナ　私たちは、たとえばネガティブな思考体験というものをみつけます。そして、そのときに「そこから何を学んでいるのか？」ということを自分に問いかけるわけです。

私は、「ウイルスがしばしば病気を引き起こす」ということを信じています。ウイルスというのは、カラダのなかの集合意識です。私たち人間が持っている信念体系に似たものを持っているから、そこに存在しているわけです。ですから、私たちが誰かと親しくなる、お互いに考え方が似ているから引き寄せ合う。そこに、ネガティブな信念体系もポジティブな信念体系もあります。だから私は、人がウイルスに感染するのは、「人のなかにウイルスが持っているのと同じようなものがあるから感染する」のだと思っています。

とくによくないのは、「自己価値観が低い」ということ。そういうものを持っていると、ウイルスに感染しやすくなります。また、罪悪感があると、ばい菌に感染しや

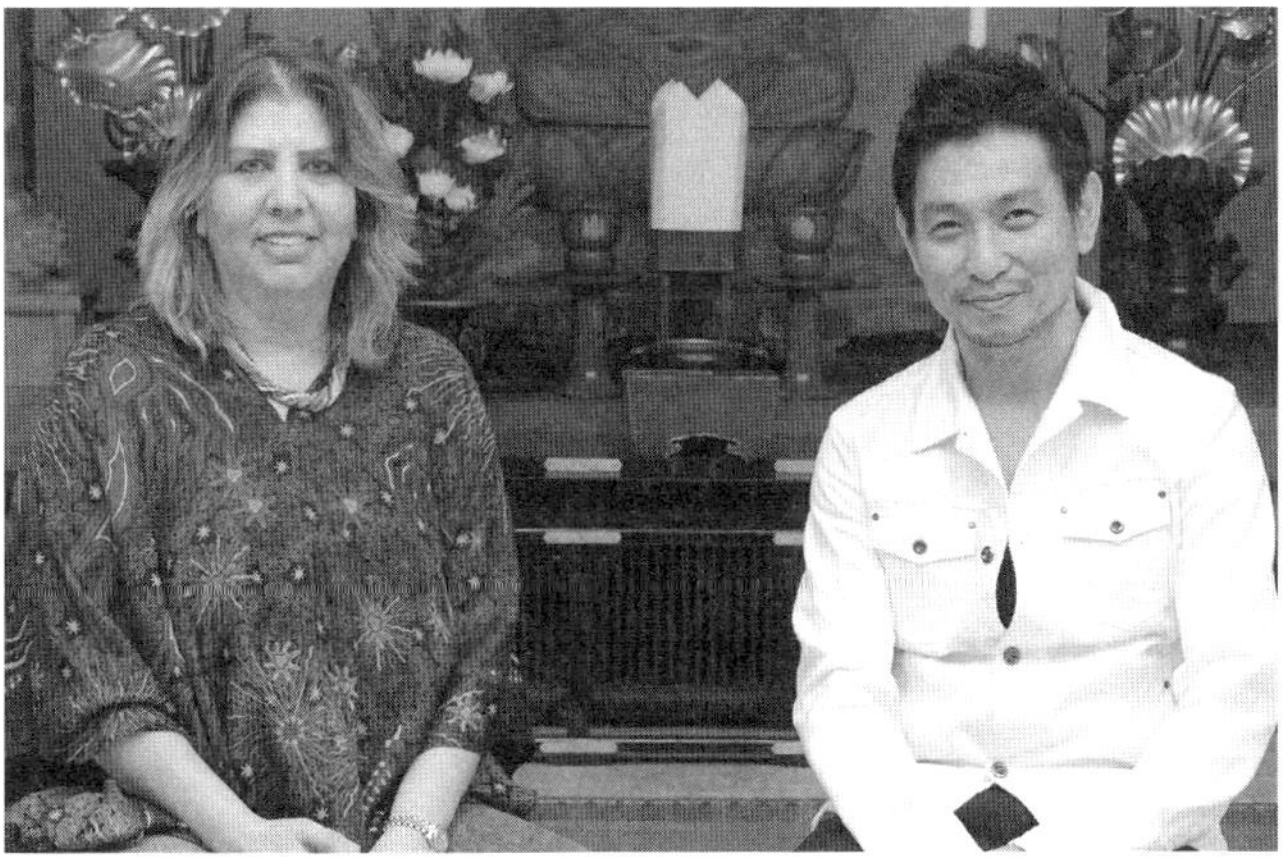

すくなります。だから、そういうものを持っていることによって、わざわざ自分で疾病を近づけやすい状態にしているということはあります。しかし、私たちが内側の環境を変えれば、私たちは前に進むことができるわけです。

心平　「環境が意味づけを変える」ということですね、面白い！

ウイルスについてはユニークな説がありますよね。生物はＤＮＡで常にコピーをしていますが、ときどきコピーエラーが起こってしまう。起きてしまったコピーエラーのＤＮＡたちは外に行ってしまうわけですが、なんとか家（肉体）に帰りたい。それがウイルスとなって感染する。でも、帰ってきたこっちからすると、これは異常に変化したものだから、免疫《めんえき》で攻撃してしまう、というようなことをいう生物学者が日本にはいます。

なので、ウイルスに対しても、ウイルスの立場に立って話をする。ウイルスを悪者にしない。一個一個の存在の意味を考え、まずは、存在していることを認める。そういうことがヒーリングなのかなと思います。いま日本に必要なのは、ヒーラーやセラピストがそういう発想を持つということかなと――。

第3部

［健康文化の人物史］

「痛み」に挑んだ先人たち

その痛み、偉人の知恵でなんとかできます！

1800年代半ばから始まる医療の近代化のなかで、
先進諸国では、国家による医療制度がさまざまに確立されていきました。
第3部では、その歴史背景のなかで失われていった健康文化や
医療の周辺を担った規格外の人物たちにスポットを当て、
健康文化の多様性について目を向けてみたいと思います。

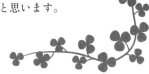

健康とは「文化」であり、「歴史」である

京都で各種セラピーや伝統医療も取り入れ、総合的な医療に取り組まれているT医師と日本のセラピーの実情について話し合ったとき、「舶来モノのセラピーもいいけれど、その土台となる日本古来の健康法をみんなに、もっと知ってほしいね」というところで、意見が一致しました。

話題となったのは、「養生訓」や「白隠《はくいん》禅師」、明治・大正の「強健法」……。とくに明治から戦前にかけては、ココロとカラダの一体感はもちろん、いま「セルフケア」と呼ばれている心身鍛錬《しんしんたんれん》の優れた方法が百花繚乱のごとく登場した時代でした。

しかしながら戦後、戦前の多くの価値観とともにこうした健康思想や理念も忘れ去られ、一時代を築いた心身の健康法創始者たちも時代の流れとともに歴史のなかに消え去っていきました。

「健康は文化様式なのだから、日本人の健康土台（受け皿）がしっかりしないまま、

さまざまなセラピーを取り入れてもそれはテクニックだけになり、いつまでも個別のブームに終始してしまう。技術やスキルではない、健康のあり方、とらえ方……、健康とは文化なのだという認識をもっと広めていくことが大切だ」とT医師はおっしゃっていました。

そういえば、思い出します。かれこれ15～16年前、私がまだ20代のころのことです。神戸のある有力な財界人で、私たちはS先生と呼んでいたのですが、S先生は社会事業を構想したり、政治家を目指したり、とにかく意気揚々、元気いっぱいの若者メンバーを集めて、日本の近現代史を中心に、あらゆる角度から「複眼的に歴史を見通す力を身につける」勉強会を開いてくださっていました。

夜な夜な開かれる勉強会では、いまでは実際に議員さんになられているメンバーにまじって、私も必至にメモをとったり、質問したり、課題発表をしたりと、さながら松下村塾《しょうかそんじゅく》のような勉強会でした。

西暦２０００年を迎えたとき、「２０００年から、１９９９年、１９９８年……とさかのぼって年表をつくりながら20世紀の歴史をまとめてきなさい」という課題が出ました。学校で、ざっとしか近現代史に触れることのなかったわれわれ世代にとって、これは衝撃の宿題でした。「新聞各紙を資料にしたそれぞれの視点の違いもまとめておくように」と……。まぁ、驚きました。ほんとうに、視点を変えてみると20世紀の100年がぜんぜん違う歴史になってしまいます。

このとき近現代史への解釈の仕方をものすごいリアル感をもって学ぶことができ、「戦前戦後の、日本の文化の断絶感、価値観の断絶感を肌身にしみて感じる機会は、こうした通史をちゃんと勉強しないと持ちえないんだなぁ」と実感したものです。

さらに、1900年以前になると近代明治日本の国づくり、そして「幕末」「明治維新」です。この辺のさまざまな歴史の影についても教えてもらい、目からウロコが70枚くらい（70年分くらい）はがれ落ちました。同時に、自分のモノの知らなさ加減にも驚き続けていた日々でした。

誰かに真剣に学ぶこと。情報を集めるのではなく、当代一流の人物からその空気とともに知恵を吸収すること。こういう経験をさせてもらったことは、いまはほんとうにありがたかったと思っています。哲学と呼ぶにははばかられる気もしますが、それでも、自分の思想の土台を築くことができました。

歴史は是非論ではない、リアルな現実の積み重ねです。そして、それはいまも続いて、つづられているわけです。

第3部では、1800年代後半から現代に至るまでの、独特な健康概念・思想の提唱者、またいまに受け継がれる重要な療法・スキルの創始者を「海外編」「日本編」でまとめました。海外編においては、本書のテーマである「痛み」に関連させて、ボディワークや施術法の創始者に絞りました。

日本編では、日本発で世界で活躍し、その後、その療法が逆輸入されて再評価された「レイキ療法」や「マクロビオティック」など、その創始者とそれを生み出す背景となった同時代の優れた健康思想家・療法創始者たちをピックアップして紹介しています。

海外編・日本編いずれも、ここで紹介されている人物たちの業績は、いま現代にあるさまざまな療法や健康メソッドに何らかの影響を及ぼしています。紙面の関係上、非常に短い紹介になっていますが、ぜひこの機会に名前だけでも知っていただきたいと思います。

Ⅰ 海外編

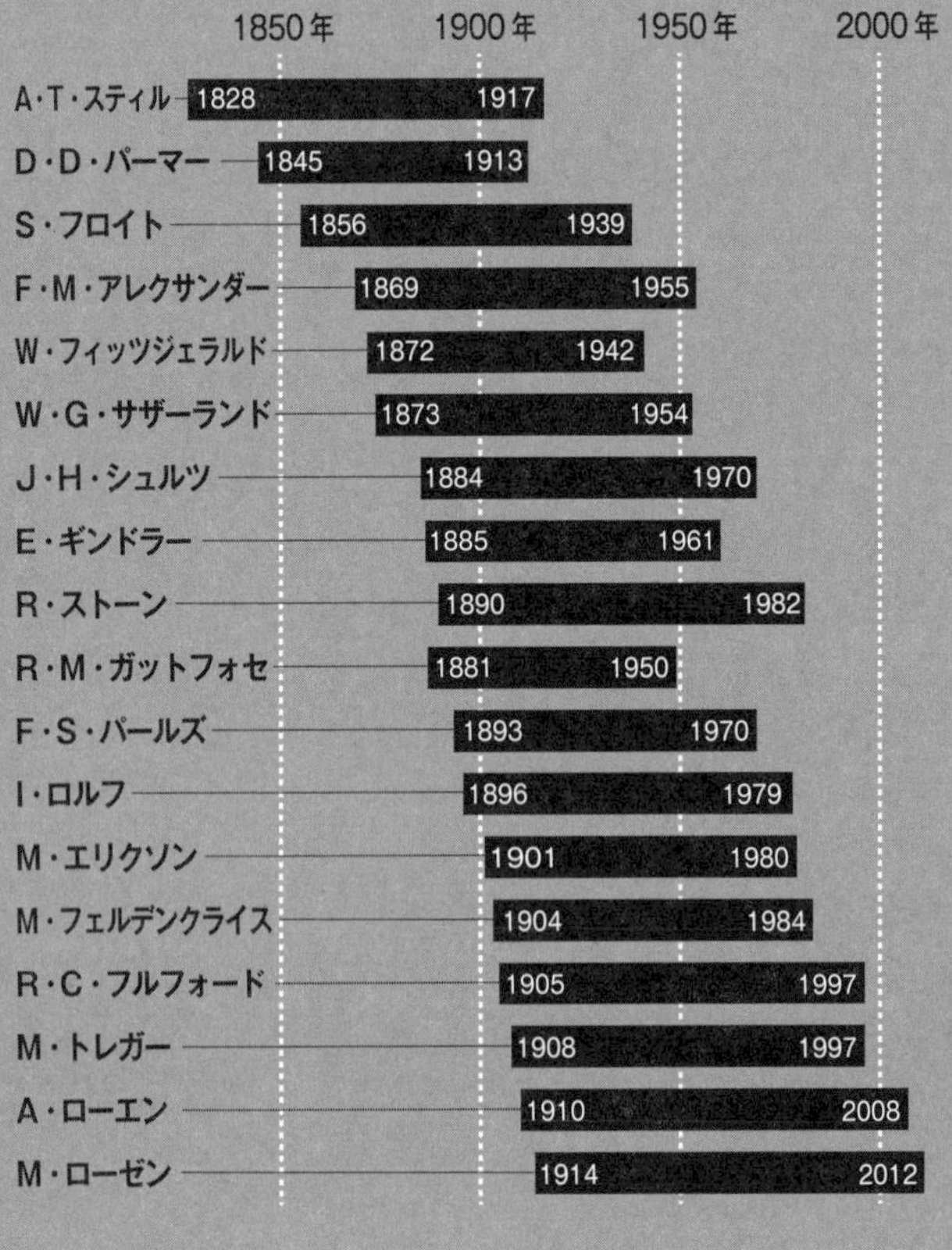
1850年
1900年
1950年
2000年
A・T・スティル 1828 1917
D・D・パーマー 1845 1913
S・フロイト 1856 1939
F・M・アレクサンダー 1869 1955
W・フィッツジェラルド 1872 1942
W・G・サザーランド 1873 1954
J・H・シュルツ 1884 1970
E・ギンドラー 1885 1961
R・ストーン 1890 1982
R・M・ガットフォセ 1881 1950
F・S・パールズ 1893 1970
I・ロルフ 1896 1979
M・エリクソン 1901 1980
M・フェルデンクライス 1904 1984
R・C・フルフォード 1905 1997
M・トレガー 1908 1997
A・ローエン 1910 2008
M・ローゼン 1914 2012

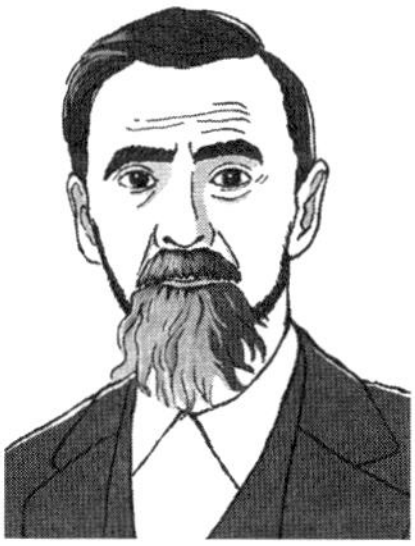

アンドリュー・ティラー・スティル

出身地：アメリカ
肩書き：医師
生没年：1828年〜1917年

オステオパシー

愛息の死を乗り越え、病の扱い方を体系化

医師であり、「オステオパシー」の創始者。３人の息子を病気で亡くしたことから当時の医療に疑問を持ち、それからの10年間、人体について研究。ようやく病のよりよい扱い方を見つけだし「オステオパシー」として発表します。

しかし、発表当初は、彼は嘲笑《ちょうしょう》を受け、狂人と笑われました。親しかった友人も彼のもとを去っていきました。生活は困窮《こんきゅう》をきわめますが、その後、彼の患者が健康を回復していくのをみて、患者が集まり始めます。

1892年に最初のオステオパシーの学校が設立され、多くのオステオパシードクターを輩出してきました。現在、オステオパシーはアメリカでは、医学として公認されており、医師として手術や投薬などすべての医療行為が許されています。

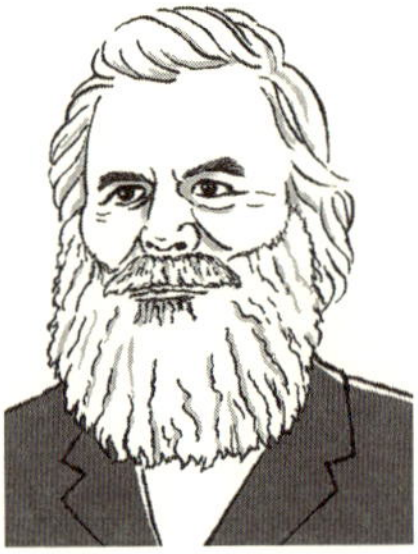

ダニエル・デビッド・パーマー

出身地：アメリカ
肩書き：手技療法家
生没年：1845年～1913年
カイロプラクティック

病と背中の関係に〝手技〟という技を与えた

「カイロプラクティック」の創始者。アメリカで磁気治療師をしていたパーマーは、あるとき、17年間も耳が聞こえなかった黒人の使用人の脊椎のひとつが隆起しているのをみつけます。そこで隆起した部分を手で押し込むように治療してみると、突然、彼の耳が聞こえるようになったのです。このことからパーマーは、背中のゆがみがカラダの不調を招いていると考え、本格的に研究を始めます。そしてそれを体系化し、「カイロプラクティック」と名づけました。

その後、パーマーはこの手技をもっと多くの人に広めようと考え、1897年、パーマー・カイロプラクティック・スクールという養成校を立ち上げました。ここからカイロプラクティックは急速に広まり、現在では、30カ国以上で国家資格として認定されています。

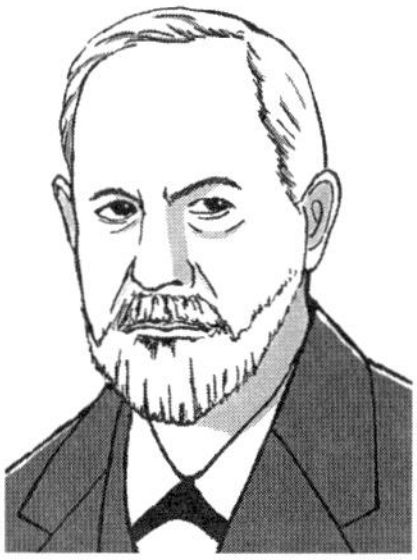

ジークムント・フロイト

出身地：オーストリア
肩書き：精神科医
生没年：1856年～1939年
精神分析

世界に影響を与えた、精神分析の父

神経病理学者を経て精神科医となり、神経症研究、心的外傷論研究（PTSD研究）、自由連想法、無意識研究、精神分析の創始を行い、さらに精神力動論を展開しました。

「無意識」「夢分析」についてはフロイトが初めて提唱しました。

非常に詳細で精密な観察眼を示す症例報告を多数残しましたが、彼の提唱した数々の理論は、弟子たちによって後世の精神医学や臨床心理学などの基礎となったのみならず、20世紀以降の文学・芸術・人間理解に広く大きな影響を与えました。

ただ、多くの弟子をもちながら、離反者も多くでました。ユングやアドラーなども後の偉大な心理学者も彼の弟子として学んでいた時代がありました。

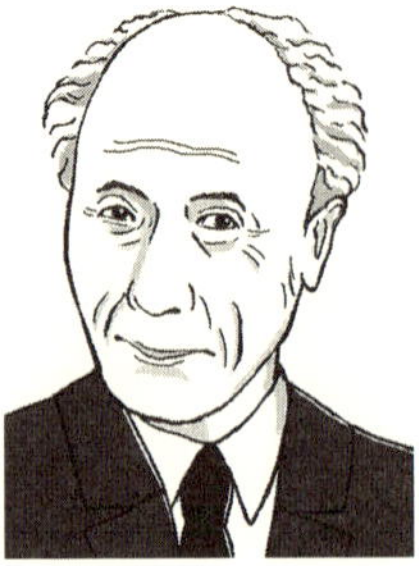

フレデリック・マサイアス・アレクサンダー

出身地：オーストラリア
肩書き：舞台俳優
生没年：1869年～1955年

アレクサンダー・テクニーク

俳優から世界的ボディワークの創始へ

「アレクサンダー・テクニーク」の創始者。オーストラリアで俳優として有望なスタートを切りましたが、しばらくすると舞台上で声がかすれたり、声が出なくなりました。医者も治療の施しようがなく、アレクサンダーは自分で原因の解明に乗りだしました。

研究を重ねるうちに首に緊張があると声が出ず、緊張がなければ、生来そなわっている能力を発揮できることがわかりました。彼はこの発見を体系化して、他の俳優たちにも教え始めました。医者の賛同も得て、1904年にはロンドンでも活動を始め、やがて「ロンドン演劇界の保護者」として知られるようになり、知識人たちにも広まりました。1930年には教師養成トレーニングを始め、いまでは世界中で約4000人の教師がいると言われています。

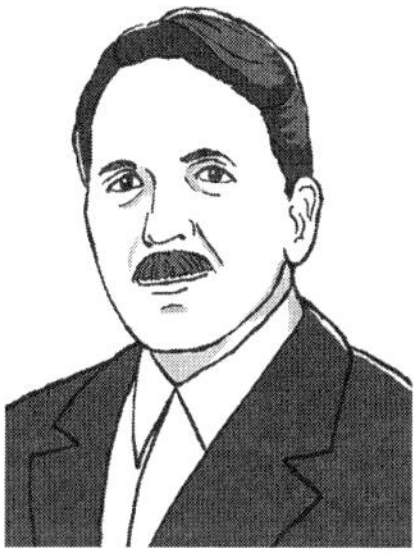

ウィリアム・フィッツジェラルド

出身地：アメリカ
肩書き：医師
生没年：1872年〜1942年
リフレクソロジー

「部分」に「全体」が宿るを技術化

「リフレクソロジー・ゾーンセラピー」の創始者。彼は手術中の患者がベッドの梁などに手足を押しつける行為が多いことを発見。これを医学的に研究したところ、そのような行為が痛みを和らげる効果があることがわかり、『ゾーン・セラピー』という本を発表しました。彼は「このゾーンセラピーのもととなった手法は、約5000年前のインドや中国にはすでに存在していた」としています。

彼が、西洋医学的な観点から研究を進めたことがきっかけで、足の裏に着目した健康法は世界に知られることとなったのです。その後アメリカの理学療法士のユーニス・イングハムが、彼のゾーン・セラピーを発展させ、足の特定の部位（内臓反射区）がカラダの各部位に対応していることを突き止め、「フットチャート」（足の地図）をつくりました。

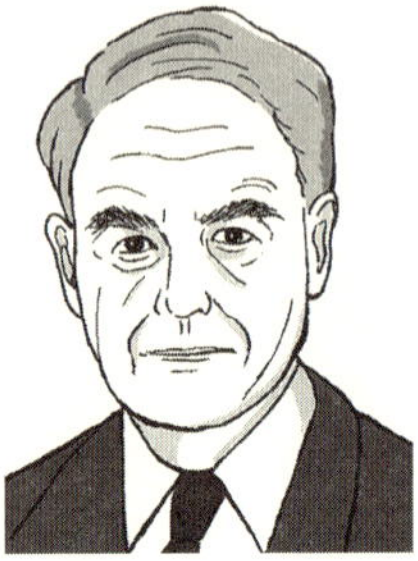

ウィリアム・ガーナー・サザーランド

出身地：アメリカ
肩書き：オステオパス
生没年：1873年～1954年

クレニオセイクラルセラピー

「頭蓋骨の呼吸」から体液の流れを読む

「クレニオセイクラルセラピー（頭蓋仙骨療法）」の創始者。オステオパシーの創始者であるアンドリュー・テイラー・スティルの直弟子だったサザーランドによって頭蓋仙骨療法は開発されました。

彼は「頭蓋骨と呼吸が関係しているのではないか」という仮説を立てます。そして自分自身や家族への実験や調査をくり返し、癒合《ゆごう》して固まっている頭蓋骨には呼吸に似たわずかな動きがあること、頭蓋骨の呼吸のような動きは体液と関連があることを仮説として打ち立て、臨床を重ねていきました。

自ら「感じる、みる、考える指」を使ったサザーランドの20年以上にわたる研究と臨床の積み重ねにより、頭蓋仙骨オステオパシーという新しい施術法が開発され、その後多くの治療家に影響を与えました。

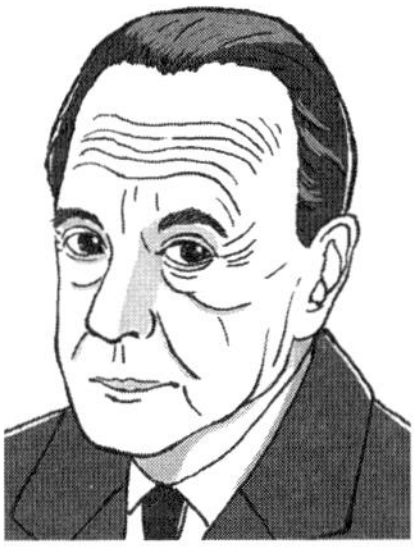

J.H.シュルツ

出身地：ドイツ
肩書き：精神科医
生没年：1884年～1970年
自律訓練法

“痛み”を自ら解放する術を考察

「自律訓練法」の創始者。シュルツは催眠に誘導された人が腕や脚に重たさや温かさを感じることをしばしば報告するという事実から、その感覚を自己暗示により生じさせ、催眠状態をつくることを考案。1932年に自律訓練法として体系化しました。日本の精神科医の成瀬悟策との共著で『自律訓練法（1963年）』という本も上梓《じょうし》しています。

自律訓練法は、他者から誘導される催眠法と異なり、自分自身でいつでもどこでも行え、緊張の緩和、疲労の回復、カラダの痛みや精神的苦痛の緩和などに効果があるとされています。

また、シュルツは人間の存在を「心身一如（心理とカラダが相互作用しているあり方）」と定義しています。彼は精神的要因が疾病・症状に与える影響を考える現代の「心身医学」の基盤を支えた人物のひとりでもあります。

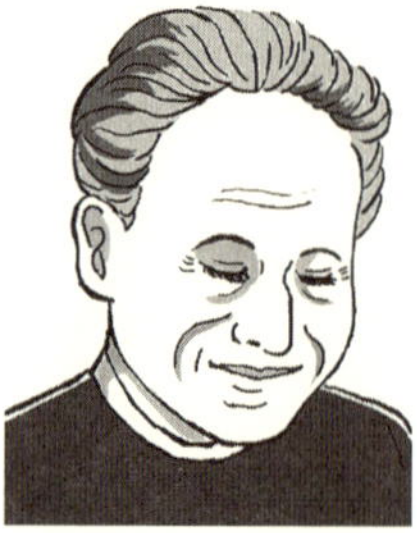

エルザ・ギンドラー

出身地：ドイツ
肩書き：体育教師
生没年：1885年～1961年
センサリー・アウェアネス

カラダへの〝意識〟をコントロール

「センサリー・アウェアネス」の創始者。20代の体育教師だったギンドラーは片肺をひどい結核に侵されていました。医師には転地療養をすすめられましたが、彼女にはそんな余裕はありませんでした。そのとき、彼女は直感的にこう感じました。「悪いほうの肺を使わないで呼吸すれば、同じことが起こるのでは……」。

そして、彼女は自分の呼吸に意識を向けて、空気がどこまで両肺に入っていくのかを感じ、コントロールしていきました。1年後、彼女は奇跡的に回復を遂げます。その体験から生まれたのが、センサリー・アウェアネスです。名前をつけたのは、ギンドラーではなく、弟子のシャーロット・セルバーです。彼女は1983年からアメリカでワークを展開し、受け継いだ実践に「センサリー・アウェアネス」と名づけました。

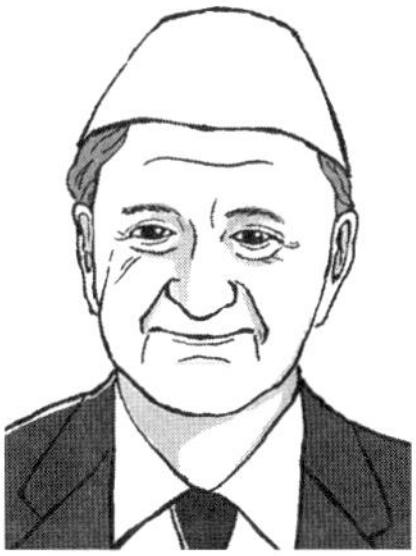

ランドルフ・ストーン

出身地：オーストリア
肩書き：医師（自然療法）
生没年：1890年〜1982年

ポラリティ・セラピー

古今東西の医学の知恵で再発を防止

「ポラリティ・セラピー」の創始者。オステオパシー・ナチュロパス・カイロプラクティックのドクターとして開業した彼は、一度治った患者が再発しないで元気に過ごすにはどうしたらよいか、古今東西の医学を研究します。そして「なんであれ、効くものはよい」をモットーに、多くの患者を集めました。

西洋医学だけにとらわれない診療でめざましい効果をあげるようになります。1940年代からはインドをたびたび訪れてアーユルヴェーダを学びます。

インド伝統医学と東洋医学、また薬草について多くの知識を吸収します。そして、パレセルサス・フォン・ホヘンハイムの治療法に出会い、それら豊富な知識をひとつにまとめて体系づけ、1960年代にエネルギーワークをベースに、「ポラリティー・セラピー」を確立しました。

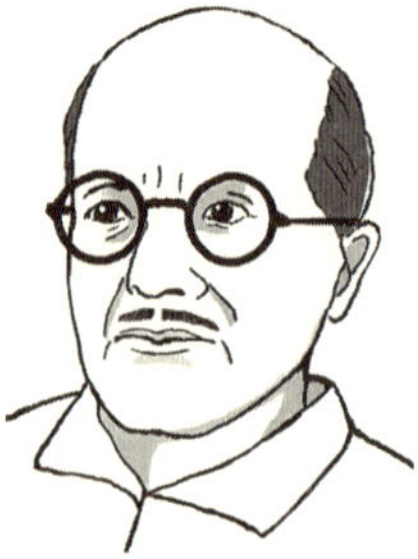

ルネ・モーリス・ガットフォセ

出身地：フランス
肩書き：化学者・調香師
生没年：1881年～1950年

アロマテラピー

"植物の力"でココロとカラダを癒す

「アロマテラピー」の命名者。香料店を経営していた家に生まれたガットフォセは、成人してから父の会社で調香師として働くようになります。

彼は当時の香料の品質向上や、香料の開発に取り組み、他の調香師に使い方を教える本の執筆などもしていました。

父の死後、ガットフォセが香料店を引き継ぐのですが、そのころ香料店の作業室で爆発があり、彼は両手と頭皮にやけどを負ってしまいました。とっさにラベンダー油のことを思い出し塗ってみたところやけどが回復。そこから民間薬としての精油の利用に興味を持ち、医師による癒傷作用試験や臨床報告をまとめ、医師と共同で論文を発表しました。これが後に「アロマテラピー」という名前を最初に使った本になるのです。

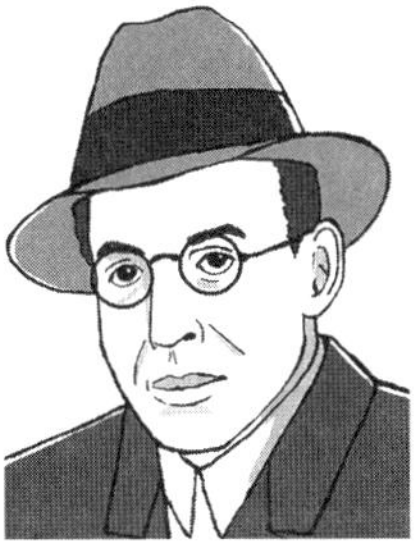

フレデリック・パールズ

出身地：ドイツ
肩書き：精神科医
生没年：1893年～1970年
ゲシュタルト療法

未完結な問題を再体験で見つめなおす

「ゲシュタルト療法」の創始者。フロイト派精神分析家として活動していましたが、ナチスの勢力が増してくるとオランダへ逃亡します。

1935年には南アフリカ・ヨハネスブルグで妻のローラと精神分析研究所を設立しました。その後、精神分析と決別し、自らの考え方を “Concentration Therapy”（集中療法）と名づけて活動を開始。これがゲシュタルト・セラピーの元型となっています。

1946年にはニューヨークに渡ります。そして1952年、ニューヨーク・ゲシュタルト療法研究所をローラと創設。

未完結な問題や悩みに対して、再体験を通して、「いまここ」での「気づき」を得るゲシュタルト・セラピーは、いまでは広く世界でも用いられるようになりました。

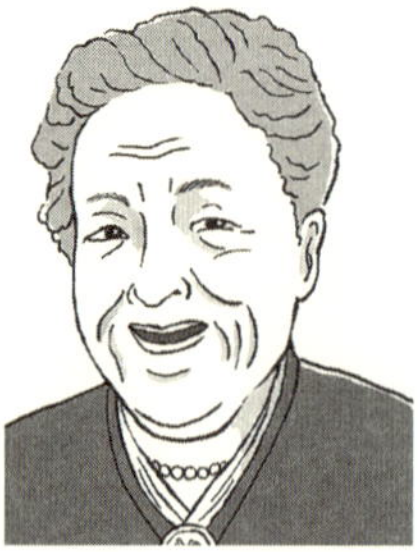

アイダ・ロルフ

出身地：アメリカ
肩書き：生化学者
生没年：1896年～1979年
ロルフィング

「結合組織」への働きかけを行う

「ロルフィング」の創始者。ロルフは女性の大学進学がまだ珍しかった1920年に、コロンビア大学で生化学の博士号をとりました。さらにロックフェラー研究所における有機化学の研究を通じて、カラダに関する知識を深めます。

彼女と彼女の息子は脊椎に問題を抱えていたため、さまざまな治療法を研究。そのなかにはヨガやオステオパシー、カイロプラクティクスなども含まれていました。そして、彼女自身も治療家としての経験を積むなかでカラダの「構造的秩序」の大切さと、筋膜などの「結合組織」に対して働きかけることの有効性に気づきます。このいままでにない発想から「ロルフィング」は生まれました。また、ロルフはエサレン研究所からの要請を受け教育も行っており、多くの治療家に影響を与えました。

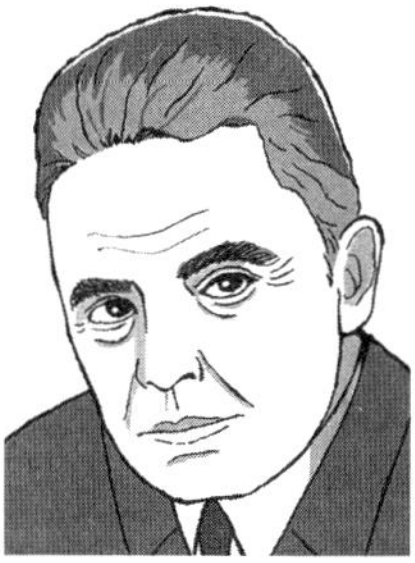

ミルトン・エリクソン

出身地：アメリカ
肩書き：精神科医・心理学者
生没年：1901年〜1980年
催眠療法

20世紀最高峰の催眠療法家

20世紀最高の天才催眠療法家。アメリカ臨床催眠学会の創始者で、初代会長も勤めました。エリクソン自身、きわめて重篤《じゅうとく》な身体障害に悩まされていましたが、その治療中に家族の会話や様子を観察していたことで、言葉のなかに「ダブルテイク」、質問のなかに「命令的側面」が含まれていることなどに気づきます。

このことが後の催眠を習得する際に大きな利点となりました。エリクソンは「クライアントごとに異なるアプローチをすべき」という信念から、自らは技法の体系化は好みませんでした。しかし、彼の影響を受けた弟子や共同研究者たちは、それぞれ独自の治療技法を構築しました。短期療法や、家族療法への影響は大きく、ダブル・バインド理論はエリクソンあってのものと言われています。

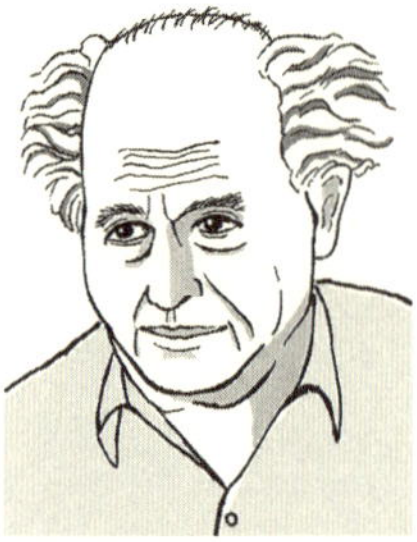

モーシェ・フェルデンクライス

出身地：ウクライナ
肩書き：工学者、物理学者
生没年：1904年～1984年

フェルデンクライス・メソッド

意識と動きから痛みを見つめる理系思考

「フェルデンクライス・メソッド」の創始者。東ヨーロッパに生まれ、14歳でパレスチナに移住。地図製作者、数学教師などをして働いた後、フランスへ行きソルボンヌ大学で機械電気工学を学び、後に同大学で物理学の博士号を取得します。サッカーで痛めた古傷が悪化し、当時の医学では手の施しようがないと宣告されましたが、自分で見事に克服しました。

1940年代、膝のけがから「意識すること」と「動くこと」の関係性について調べ始め、フェルデンクライス・メソッドを体系化していきました。ロルフィングのロルフをはじめさまざまな人々と交流し、晩年は野口整体の野口晴哉とも親交があったとも言われています。彼のボディワークの世界の人物たちをつなげたり、影響を与えたりした功績はとても大きいものです。

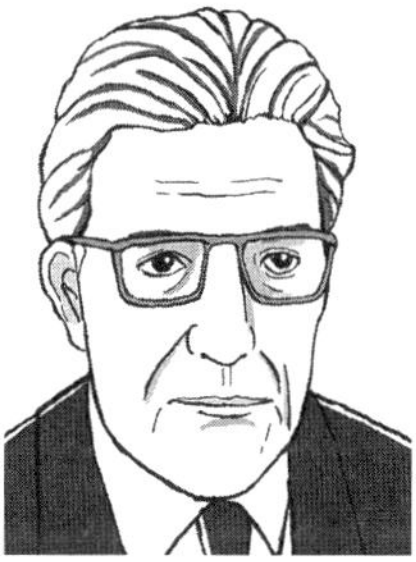

ロバート・フルフォード

出身地：アメリカ
肩書き：オステオパシー医師
生没年：1905年～1997年

オステオパシー

「オステオパシー」の普及に貢献

「医学の父」、「医聖」とよばれた古代ギリシャの医師、ヒポクラテスの2代訓戒、「まず、傷つけることなかれ」「自然治癒力をあがめよ」をまもりぬいたフルフォード。彼は、西洋医学発展のなか、医師でありながら「頭蓋調整」等の自然治癒力を高める手技のみを使用し、半世紀で数十万人もの治療を成功させました。オステオパシーやエネルギー医学など、1940年代から独自の治療法を行っています。

当時、人間の存在をホリスティックにとらえる方針は「異端の医師」と呼ばれました。しかし、そのスケールの大きな世界観からもたらされる施術方法は多方面に多大な影響を及ぼし、「フルフォード式オステオパシー」と敬意をもって称されるようになりました。

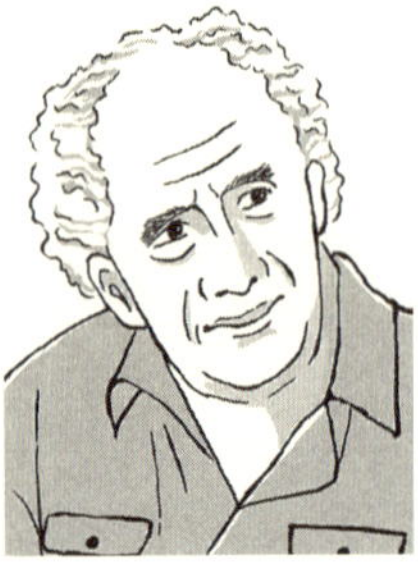

ミルトン・トレガー

出身地：アメリカ
肩書き：医学博士
生没年：1908年～1997年

トレガーアプローチ

独自の理論と癒しの手で病に挑む

「トレガーアプローチ」の創始者。生まれつき背骨が変形していたトレガーは、病弱だったカラダを克服し、スポーツやダンスの能力を発揮するようになります。それとともにまわりの人に施していたマッサージから、彼自身の手に「癒す力」を発見します。

その後、トレガーは独学で施術を続けてたくさんの治療の効果をあげました。そして、メキシコの医学校で1955年に念願の医学博士号をとります。

彼は20年にわたり施術を続けていましたが、メソッドを人に教えられずにいたところ、エサレン研究所で出会ったベティ・フラー女史が彼のワークに感動し、1980年にトレガー協会を設立します。ここにトレガーアプローチとして、資格を持つ人々を教えるコースが始まりました。

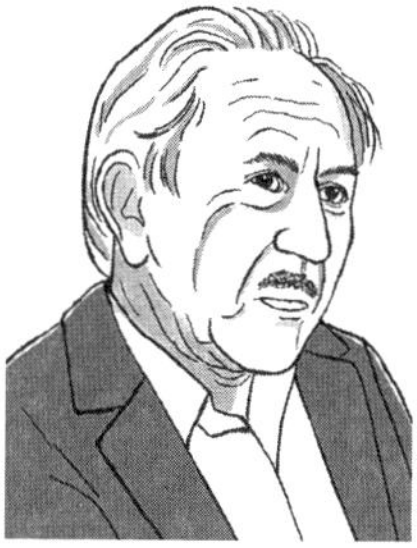

アレクサンダー・ローエン

出身地：アメリカ
肩書き：精神科医・医学博士
生没年：1910年～2008年

バイオエナジェティックス

カラダからのアプローチで、うつ病治療を行う

「バイオエナジェティックス理論」の提唱者。フロイトの孫弟子である、ヴィルヘルム・ライヒに師事しました。カラダと精神と感情はすべて相互に関係しているというヴィルヘルム・ライヒの理論から、ローエンはエネルギーを活性化させて放出するという多くのエクササイズを考案し、これをバイオエナジェティックスと命名しました。エクササイズの多くは、自分の性格とカラダの鎧《よろい》を解く方法として、仲間のジョン・ピエラコスとともに自身のカラダで試しながら磨きあげたものです。

彼はこのメソッドを使って「カラダからのアプローチで、うつ病の治療をした」ことで知られています。バイオエナジェティックス理論は、近年広がりをみせているボディサイコセラピーの基礎ともなっています。

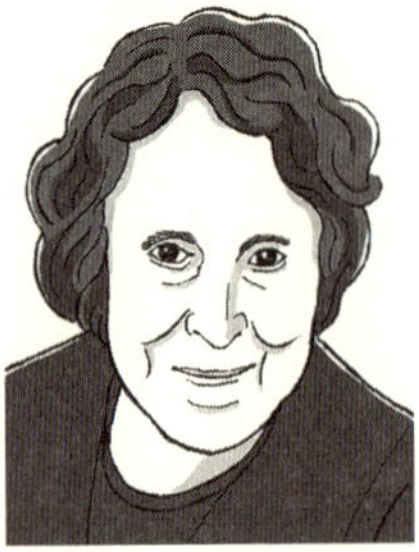

マリオン・ローゼン

出身地：ドイツ／アメリカ
肩書き：理学療法士
生没年：1914年～2012年

ローゼン・メソッド

筋肉に残されたココロの痛みを読みとる

「ローゼン・メソッド」の創始者。ローゼンの長年にわたる理学療法士としての経験をふまえてつくりあげられたボディワークのメソッド。

彼女は「トラウマ的な体験は、感情をともなった無意識の記憶として、物理的な形状をもって、筋肉に保存されている」と考えました。

筋肉の緊張に触れることで、クライアントは抑圧された感情が記憶につながり、筋肉の緊張をゆるめることで、抑圧された感情を解放していきます。

ローゼンの施術はタッチのやさしさが特徴的で、施術者による一方的な指導というものではなく、施術者とクライアント双方の「気づき」を大切にします。スピリチュアリティに富んでいますが、彼女はあくまで理学療法的範囲をまもりました。

Ⅱ 日本編

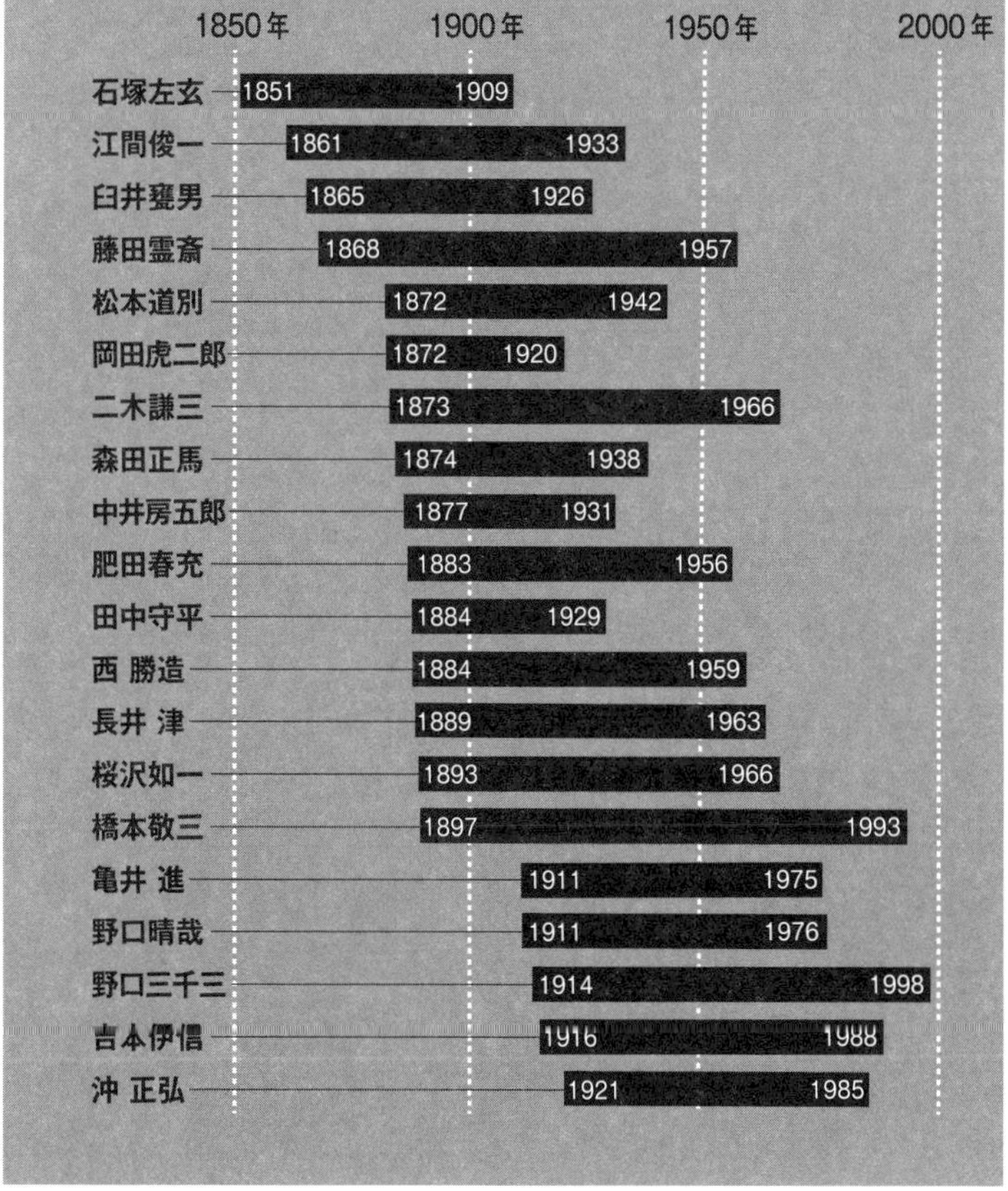
1850年
1900年
1950年
2000年
石塚左玄 1851 1909
江間俊一 1861 1933
臼井甕男 1865 1926
藤田霊斎 1868 1957
松本道別 1872 1942
岡田虎二郎 1872 1920
二木謙三 1873 1966
森田正馬 1874 1938
中井房五郎 1877 1931
肥田春充 1883 1956
田中守平 1884 1929
西 勝造 1884 1959
長井 津 1889 1963
桜沢如一 1893 1966
橋本敬三 1897 1993
亀井 進 1911 1975
野口晴哉 1911 1976
野口三千三 1914 1998
吉本伊信 1916 1988
沖 正弘 1921 1985

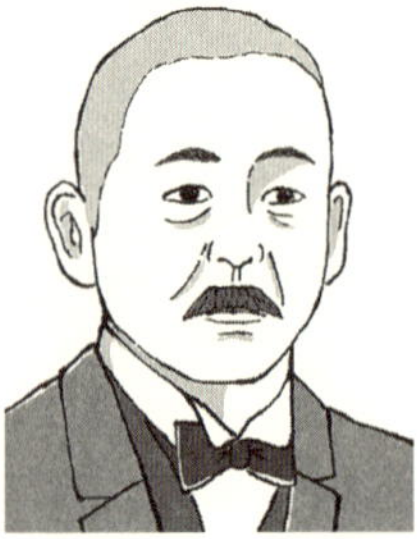

石塚左玄（いしづか・さげん）

出身地：福井県
肩書き：明治の軍医・医師・薬剤師
生没年：1851年～1909年

食養生

「食養生」の元祖。古《いにしえ》の医を化学へ昇華

玄米菜食による食事療法をとなえた食養生の開祖。明治時代の文明開化の真っ只中に、日本で初めて「食育」という言葉を本に書いて「食育」と「食」の重要性を提言しました。オランダ語とドイツ語を独力で習得。近代医学も身につけた石塚は、消化器の構造と食物との間に密接な関係があると注目し、ヨーロッパの新しい科学知識を利用した独特の食養生を創始。「石塚式食養法」として提唱し、食養会をつくり普及活動を行いました。マクロビオティック創始者である桜沢如一《さくらざわゆきかず》も石塚に学んでいます。

『石塚式食養理論』は、①食本主義、②人類穀食動物論、③身土不二《しんどふに》、④陰陽調和、⑤一物全体を基本理論に、日本古来の漢方的医学を化学的に基礎づけ、化学的に裏づけされた漢方的医学を基礎にした食による治療を目指しました。

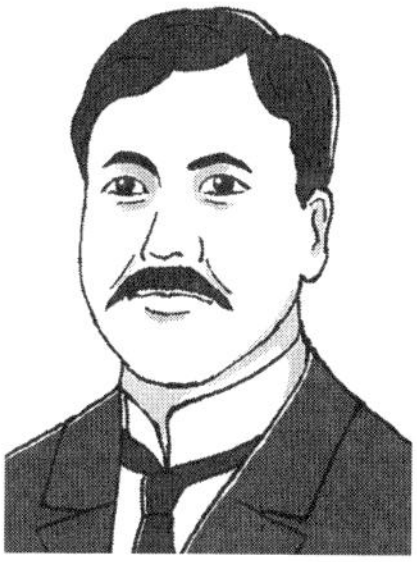

江間俊一（えま・しゅんいち）

出身地：静岡県
肩書き：弁護士・政治家・霊術家
生没年：1861年～1933年
心身鍛錬法

政治家から霊術家へ転身した「霊界の三傑」

大正時代から昭和時代初期にかけて流行した「江間式心身鍛錬法」の創始者。もともとは弁護士であり、その後、政治家となり衆議院議員として活躍しましたが、政治家を引退してこの鍛錬法の普及に努めました。

腹式呼吸と静座を基本としたこの鍛錬法は、さらに熟達すると気合術によって第三者の霊魂をも操作することができると言われていました。

江間式鍛錬法の目的は、①判断力を正確にすること、②断行力を剛強にすること、③無病長寿を得ることとされています。

松本道別、田中守平と並び「霊界の三傑」と称された江間俊一ですが、苦学生のための奨学金制度をつくり、多くの若者の世話をしたことでも有名です。

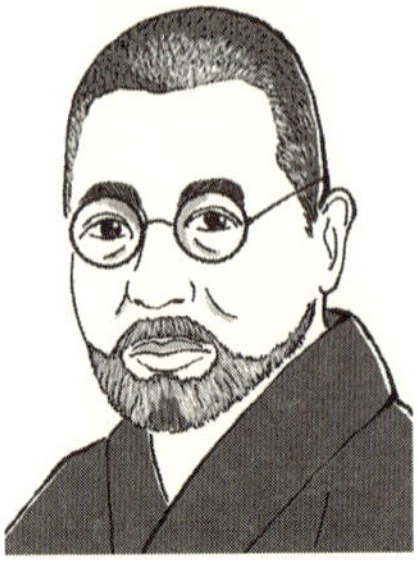

臼井甕男（うすい・みかお）

出身地：岐阜県
肩書き：療法家
生没年：1865年〜1926年
レイキ

厳しい修業の果てに得た〝手当て療法〟

現在、「レイキ」として世界中に広まっている「臼井霊気療法」の創始者。レイキは「手当て療法」とも呼ばれる民間療法のひとつです。

臼井はさまざまな職種を経験するなかで、「人生の目的とは何か」という大命題の探求を行うようになります。そして禅の道に入り修行を始め、京都の鞍馬山にこもって断食を始めます。断食をして21日目に悟りの境地を得ます。山を下りる際につまずいて足の爪がはがれてしまいました。しかし、このときに傷口に手を当てていると即座に痛みが和らぎます。その後も同じような経験をしたことで自分に癒しの力が与えられたことに気づきました。そこでこの癒しの力を人にも伝えていこうと決心し、心身改善に活用する方法の指導体系をまとめ、「臼井霊気療法学会」を設立しました。

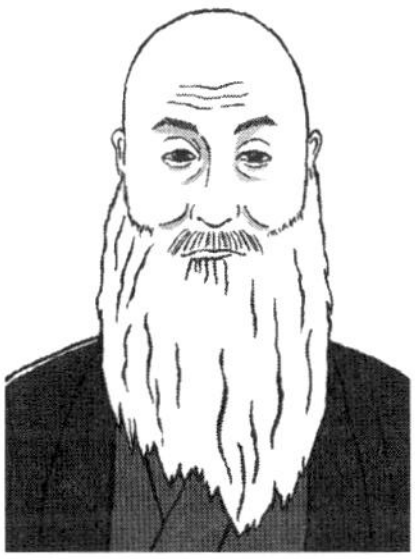

藤田霊斎（ふじた・れいさい）

出身地：不明
肩書き：真言宗僧侶
生没年：1868年～1957年
丹田呼吸法

仏教の世界をベースにした独自の呼吸法

「調和《ちょうわ》道丹田《どうたんでん》呼吸法」の創始者。明治の終わりごろ、仏教に長く伝わる呼吸法を研究していた藤田は、真冬に高尾山や高野山にこもって呼吸法を工夫します。そして、「気管を開けたままで息を止めることによって気合を充実させ、息を吐くときにカラダを前傾させることで横隔《おうかく》膜《まく》の動きを助ける」という画期的な方法を編み出しました。この厳しい修業で習得した呼吸法を応用し、誰もが安全に正しくできるように体系化したのが、「調和道丹田呼吸法」です。

調和道丹田呼吸法では、「上虚下実《じょうきょかじつ》」という考え方が基本となっており、上半身はカラダの力を抜いてリラックスして、下半身に力をこめ、お腹に圧力をかけて呼吸するのが特徴です。昭和２（1927）年に調和道丹田呼吸法の普及のために設立した調和道協会は、現在では公益社団法人となっています。

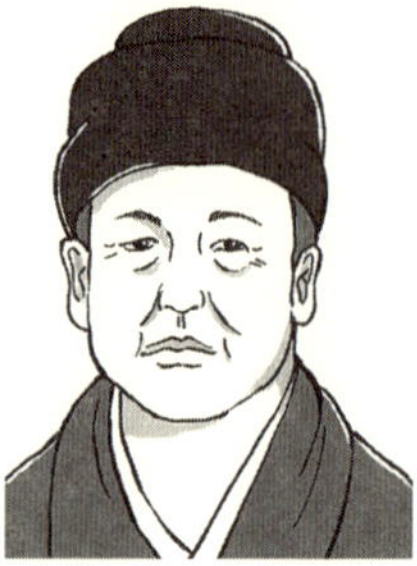

松本道別（まつもと・ちわき）

出身地：三重県
肩書き：霊術家、療術家
生没年：1872年～1942年
人体ラヂウム療法

獄中での痛み体験が癒しの霊術を生んだ

三重県伊勢の生まれで、伯父は伊勢神宮の神官という家系であったため、早くから思想哲学の分野に興味を抱きます。社会人になってからは市民運動にもかかわるようになり、1906年には焼き打ち事件の主犯とされ、3年間服役。服役中の寒さの苦痛から脱するために健康法を考案しました。出所後はその効果を確かめるとともに、当時流行していた呼吸法、霊術などを研究。「人体ラヂウム療法」（後の人体放射線療法）を提唱しました。

江間式心身鍛錬法の講習会の講師として活動していた時期に霊術が評判になり、あらゆる霊学霊術を研究し、これを体系化。「霊学道場」を開設します。

野口整体で有名な野口晴哉は松本の直弟子のひとりで、「活元運動」「愉気」という考え方は松本から影響を受けていると言われています。

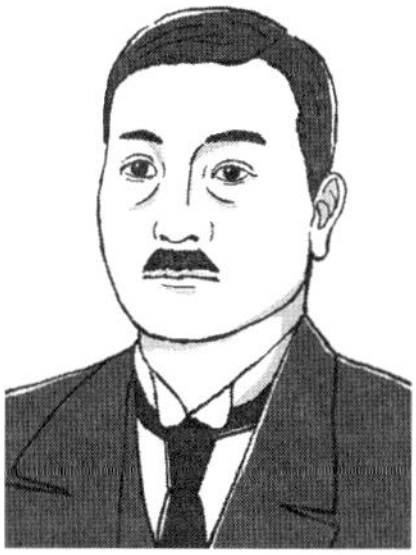

岡田虎二郎（おかだ・とらじろう）

出身地：愛知県
肩書き：真言宗僧侶
生没年：1872年～1920年
静坐法

大正時代に大ブームとなった健康法を確立

「岡田式静坐法」創始者。生後８ヵ月で誕生し、生まれつき虚弱でしたが、13～4歳のときに一種の霊感を受けたと言い、心身が一変、強健となって以来、心身の改造法の確立を志します。もともとは農業に従事していましたが、人間教育こそが生涯の仕事であるとして1899年渡米。帰国後、活動を開始しました。

岡田がとなえた「自然の理法」には、本来的な思想面と「静坐法」を通じての健康増進的な側面とがあります。「自然の理法」の思想的な面に共感して岡田の門下生になった人物としては、代議士で社会運動家の田中正造やキリスト教的社会主義者の木下尚江《きのしたなおえ》が有名です。静坐法は一世を風靡《ふうび》し、皇族・軍部・政治家・大学・会社の中心層の名士から庶民まで、1万人を超える人々が実践したと言われています。

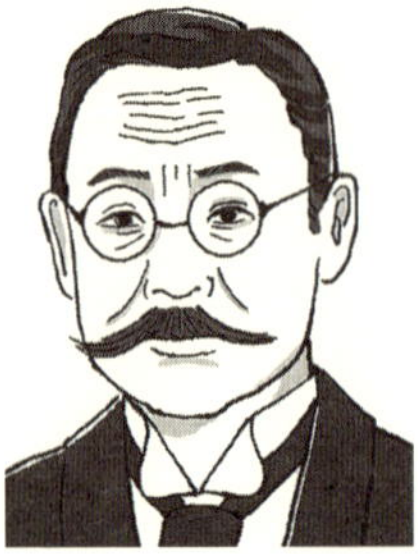

二木謙三（ふたき・けんぞう）

出身地：秋田県
肩書き：細菌学者・医師
生没年：1873年～1966年

腹式呼吸法

ノーベル医学賞の候補にもなった健康法指導者

「二木式腹式呼吸法」の提唱者。伝染病を研究した医学博士で、東京帝国大学医学部の教授でもありました。ノーベル医学賞の候補になっています。

日本の医学界の重鎮であったと同時に、民間療法一般に理解がありました。幼いころから病気がちで、それが原因で小学校の入学が２年も遅れるほどでした。虚弱体質を克服するため、腹式呼吸、冷水摩擦、かけ足などを熱心に実行し、それが二木式健康法を体系化する素養となっています。

二木式腹式呼吸法では、胸と腹を一緒に出し、一緒に引っ込ませる胸腹式呼吸法を推奨しています。ただし、多くの人は胸式呼吸のみなので、これに腹式呼吸を練習すれば自然に胸腹式となるとしていました。

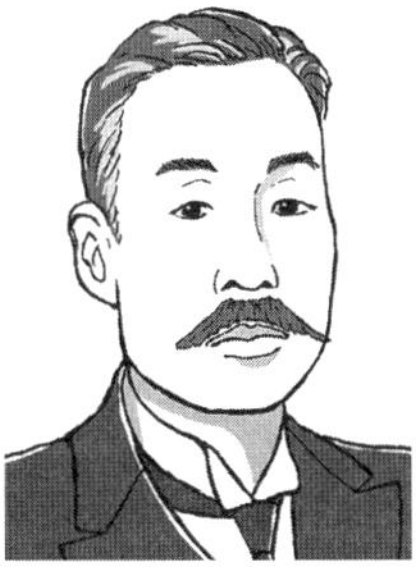

森田正馬（もりた・まさたけ）

出身地：高知県
肩書き：医学者・精神科医
生没年：1874年～1938年
森田療法

日本の精神療法のさきがけ

神経症に対する精神療法である「森田療法」の創始者。14歳のときに寄宿舎生活を始めたときから、動悸に襲われるようになり、いまで言うパニック発作が起こりました。この自身の経験が精神医学へ進むきっかけとなり、森田療法を生み出す体験となりました。大学卒業後、日本の精神医学の父である呉秀三《くれしゅうぞう》教授の元で、自ら悩んだ神経症の治療に取り組みます。当時ではまだ珍しかった催眠療法なども研究していました。

森田療法の特色は、症状そのものを直接扱わずに、ひたすら患者自身が自分のココロとありのままに向き合うことを指導するところにあります。不安や葛藤《かっとう》をあるがままに受け入れ、行動を目的本位にすることによって行動への集中力が高まると、だんだん症状も緩和し、治っていくと考えました。

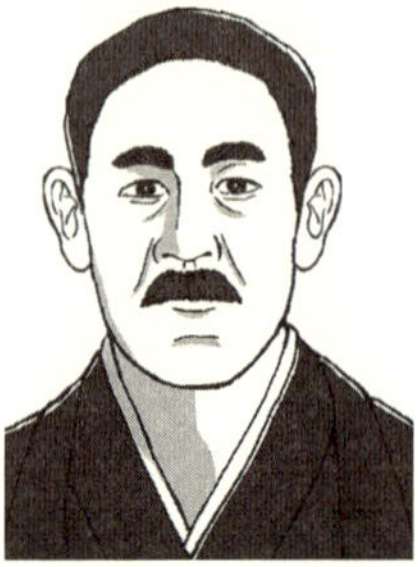

中井房五郎（なかい・ふさごろう）

出身地：香川県
肩書き：手技療法士
生没年：1877年～1931年
自彊術

日本初の「健康体操」を考案

「自彊術」の考案者。1916年、彼は医療制度がいまだ不十分であった時代に、中井は現在のあん摩、指圧、整体、カイロプラクティック、マッサージ等をミックスした数百種に及ぶ手技療法で難病を治したと言われる伝説的存在でした。

その治療法をもとに日常に取り組めるものとして、中井より案出されたのが31のカラダの動かし方です。これが日本で最初の健康体操となった「自彊術体操」です。実業家、十文字大元によって日本全国に宣伝普及され隆盛をきわめました。しかし戦争で一時期衰退。

昭和40（1965）年、近藤芳朗医学博士の医学的解明と同幸世夫人の正確な技術伝習によって再び世の注目を集め、自彊術は復活をみます。現在、「自彊術普及会」「自彊術友の会」「健康と長寿の会」などの団体が普及に努め全国に教室があり、多くの会員がいます。

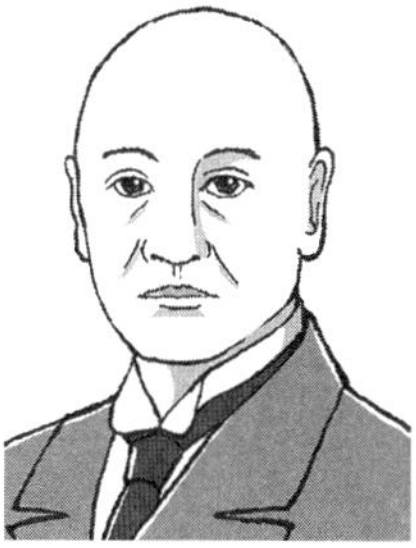

肥田春充（ひだ・はるみち）

出身地：山梨県
肩書き：思想家・哲学家
生没年：1883年～1956年
強健術

日本が世界に誇る、「気」の達人

「肥田式強健術」の創始者。幼少のころより虚弱体質でしたが、18歳のころに発奮。自身の肉体改造を志して、西洋の肉体鍛錬法と日本の武道の精髄である気合、丹田《たんでん》開発法とを融合させた鍛錬の実践により、わずか2年で体格改造に成功しました。さらに体力ばかりでなく頭脳も飛躍的に向上し、中央大学法科・明治大学政治科・明治大学商科・早稲田大学文学科の三大学四学科に入学します。大学卒業後、処女作『実験 簡易強健術』を出版。この本はベストセラーとなり、強健術ブームを巻き起こします。1923年には禅史上でも希《まれ》と言われる『大悟徹底』を悟得《ごとく》。

悟得以後は、透視や念力などの潜在力を活用して多くの人の個人的難問を解決に導きます。国難を裏から支える国事にもたずさわりました。

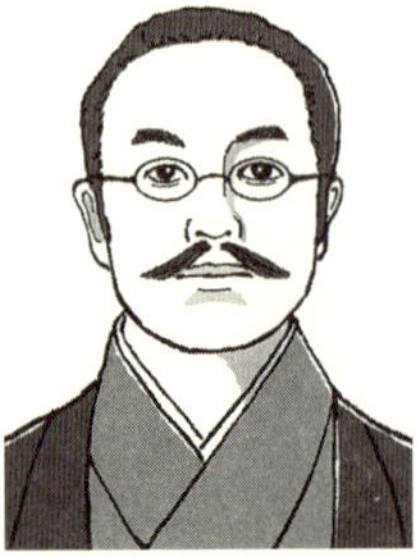

田中守平（たなか・もりへい）

出身地：岐阜県
肩書き：霊術家
生没年：1884年〜1929年
霊術

戦前の「霊術ブーム」の中心的存在

霊術団体「太霊道」の創始者。太霊道は大正から昭和のはじめにかけての霊術ブームの引き金となりました。田中は1903年、19歳のとき、桜田門前で天皇一行に対し上奏事件を起こし警察に逮捕されましたが、不敬罪は適用されず、病気として兄に引き取られ故郷に帰ります。

1905年に恵那山《えなんさん》に入り、90日にも及ぶ断食で霊的能力を体得したと言います。

その後、呼吸法、座法、手当て療法、自動運動を組み合わせた「霊子療法」で治療活動を始め、中国、朝鮮、満州、蒙古などを巡業しました。

帰国後、1916年東京に「太霊道本院」を開設。1920年には、故郷に「恵那山大本院」が落成しました。誰でも修行で霊力を持てるとして、会員制で治療の施術や伝授を行いました。

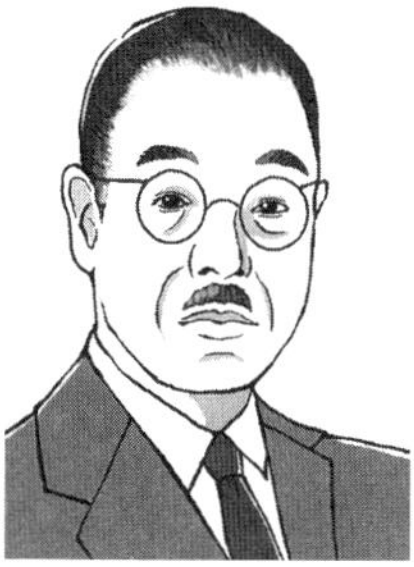

西勝造（にし・かつぞう）

出身地：岐阜県
肩書き：土木技師
生没年：1884年〜1959年
西式健康法

「西式健康法」で医の世界に一石を投じた

「西式健康法」の創始者。生来の病弱で医者から見放され、16歳のとき、「自分のカラダは自分で治してみせる」と一大決意し、古今東西の文献7万3000冊を読破。362の健康法を自ら手当たり次第に実践した末、ついに1927年、多くの文献研究と実証を重ねた集大成である「西式健康法」を発表します。食事、運動、入浴を中心とした健康法は、医師である渡辺正や甲田光雄によって継承されました。

西式健康法は、「生菜食によっていかなる病気も治る」とし、加熱されたものは一切食べずに、毎日、数種類の生野菜だけを食べるという食養生を実践します。膨大な医学・民間療法、その他の学問を集大成した西武健康法は、宗教医学一体論をとなえるとともに、現代栄養学の常識を根底から覆すもので、多くの医師たちに影響を与えました。

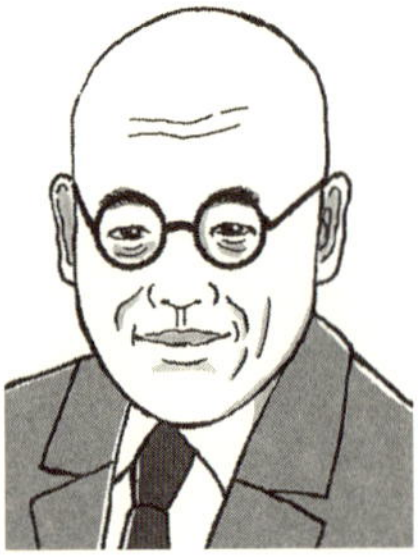

長井津（ながい・わたる）

出身地：福井県
肩書き：土木技師
生没年：1889年～1963年
真向法

カラダのゆがみをお釈迦様への〝礼〟で対峙

「真向法体操」の創始者。福井県のお寺の生まれであった長井は、42歳のときに脳溢血で倒れてしまいました。その闘病中にお寺でお経を読もうとしたときに、お釈迦様に向かって深く礼拝する「頭面接足礼」という腰を完全に二つ折にして頭を足につけてする礼拝ができないことに気づき、そこから腰を屈伸する体操を始めて健康を取り戻したといいます。これが真向法体操の起源となっています。真向法体操は４種類の基本的な動作を行うことによって、長い間に生じた姿勢のゆがみを調整してカラダの柔軟性を高め、ココロとカラダの健康を保つことを目的としています。現在、真向法体操は、「公益社団法人真向法協会」が認定したインストラクター資格を有する指導者のみが指導を行うことができ、全国500以上の教室で教えられています。

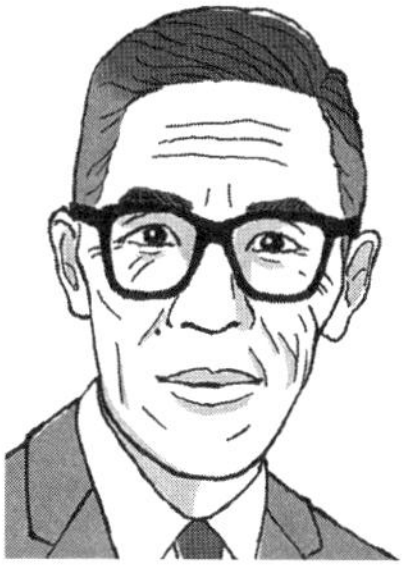

桜沢如一（さくらざわ・ゆきかず）

出身地：和歌山県
肩書き：思想家・食文化研究家
生没年：1893年～1966年

マクロビオティック

「食養」にかけた「マクロビオティック」の雄

石塚左玄《いしづかさげん》の「食養」に東洋思想の易（陰陽）の原理を加え「マクロビオティック」として提唱した創始者。桜沢自身10代のとき、肺・腸結核などさまざまな病気で苦しみ、石塚左玄の食養に出会ったことで病を克服。この経験から一生を食養の研究と普及に捧げることを決めます。そこで生まれたのがマクロビオティックです。

マクロビオティックとはギリシア語の『マクロビオス』のmacro=偉大な、bio=生命、tic=学術の３つを合わせた造語であり、「大いなる宇宙や自然の在り方に適応するための生活術」を意味するものです。1927年には「食養」を世界に広めるため、ソルボンヌ大学やパスツール研究所に学び、世界中の人々と交流しました。著書は300余冊、翻訳書も多数あり、とくに先進国の自然食運動に大きな影響を与えました。

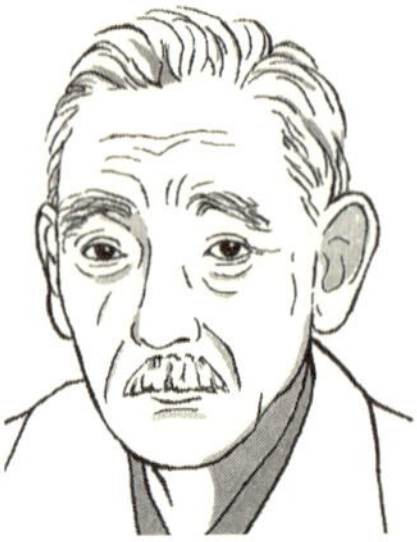

橋本敬三（はしもと・けいぞう）

出身地：福島県
肩書き：医師
生没年：1897年～1993年
操体法

薬も注射も使わない、癒しの医師

「操体法体操」の創始者。函館に診療所を開設していた時期に高橋迪雄《たかはしみちお》の正體術矯正法に巡り会い、そこから医者としての立場から医学的な認識に基づいて創案・体系づけたものが操体法です。1941年に仙台に「温古堂医院」を開設し、以後はここで活動を続けました。橋本が実際に日々の治療のなかで使っていたものを「操体法」、治療以外の橋本の思想や哲学などをまとめたものを「操体」と呼んで区別しています。

「気持のよいほうに動けばよくなる」という操体法の考え方が、1975年ごろからマスコミでも知られるようになり、NHKテレビで、「温古堂診療室」というタイトルのドキュメンタリー番組も放送されました。橋本が実際に治療している様子なども放映され大きな反響を呼びました。

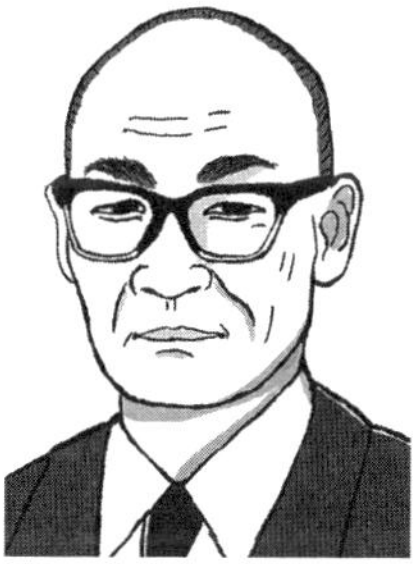

亀井進（かめい・すすむ）

出身地：愛媛県
肩書き：手技療法家
生没年：1911年～1975年

均整法

「療術冬の時代」を乗り越えた民間療法家

脊髄神経反射法・骨格均整法・筋肉操縦法・12種体型学などからなる「身体均整法」の創始者。

亀井は長年、胃潰瘍《いかいよう》に苦しみ、家族も皆病気で苦しんでいたなかで、一家を救ってくれたのは、在来の民間療法（療術）でした。

当時療術は敗戦直後の医療改正のさなかで、厳しい時代を迎えていましたが、お世話になった療術師の高松の懇《こん》願《がん》で療術保護の運動に参加しました。

運動に参加した亀井は、次第に「人類の保健衛生に意味のある真の療術を明らかにしなければならない」という強い信念を持つようになります。そして、運動系の視点からさまざまな療術の技術を再統合し、体重心のコントロールと体型のゆがみに立脚した独自の手技療法「身体均整法」を確立していったのです。

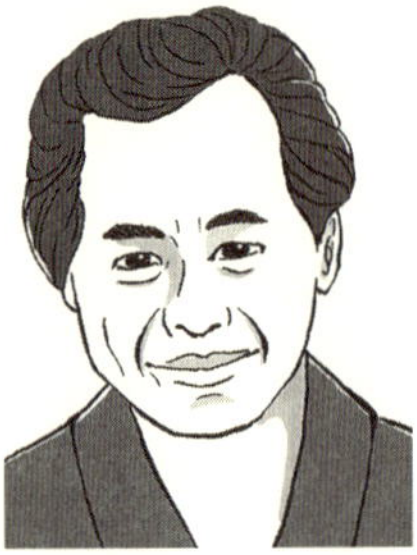

野口晴哉（のぐち・はるちか）

出身地：東京都
肩書き：整体指導者
生没年：1911年〜1976年
野口整体

世界に誇る、日本の「整体」の巨人

「野口整体」の創始者。幼いころにかかったジフテリアの影響から言葉を話すのに不自由します。12歳のときに関東大震災を体験し、焼け野原で苦しむ人たちが悼まれず、本能的に手をかざしたところ、多くの人たちが快復。これをきっかけに治療家としての道を志すようになります。古今東西の健康法や療術などを独自に探求し、15歳で入谷に道場を開き、「愉気」と「活元運動」を主体とした療術団体「自然健康保持会」を設立しました。また、それまでの、諸療術の体系化をはかる「整体操法」をまとめ上げ、人間の個性研究とも言える「体癖論」の基礎を完成させました。

1956年、「社団法人整体協会」を文部科学省（旧文部省）の認可を受けて設立。潜在意識の研究、子育て、教育などの分野にも踏み込み、多くの著作を残しました。

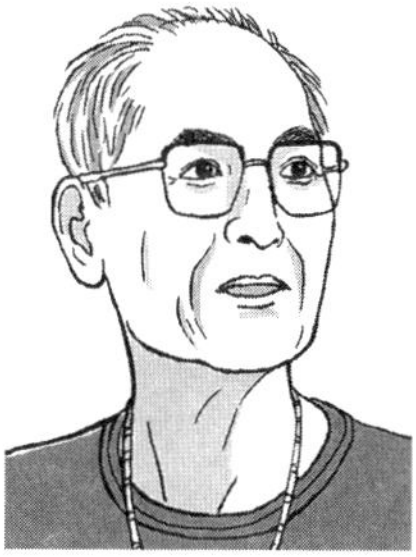

野口三千三（のぐち・みちぞう）

出身地：群馬県
肩書き：東京芸術大学名誉教授
生没年：1914年～1998年
野口体操

カラダに貞《き》く、身体哲学者

「野口体操」の創始者。1934年、最年少で師範学校教員国家検定試験に合格したほど頭脳明晰《ずのうめいせき》だった野口はその後、体操教師となります。しかし、戦争でたくさんの教え子を失ったこと、同時に野口自身も病に倒れたことをきっかけに独自の体操の理論を追求し始めました。そのなかで、重力に抵抗するための筋力を鍛えるよりも、力を抜いてカラダの重みや動きに任せることで、身体能力を無理なく、しかも最大限に発揮できることを発見します。ここから野口体操が生まれてきます。その後、東京芸術大学に着任し、その活動が演劇関係者や美術家、芸術家たちに浸透していきました。

世界に類をみない独自の方法論を持つ野口体操は、カラダの動きを通して人間を見直す〝身体哲学〟としても、いまも幅広い層の人々に支持されています。

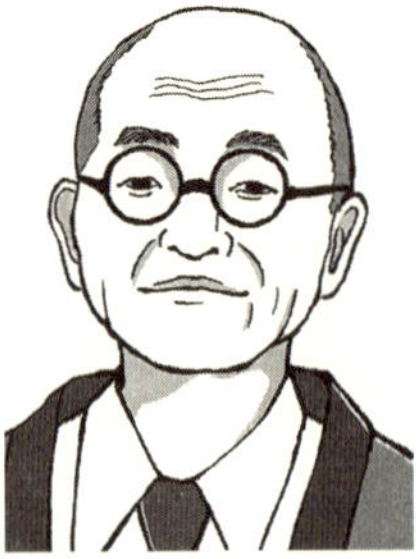

吉本伊信（よしもと・いしん）

出身地：奈良県
肩書き：僧侶
生没年：1916年～1988年
内観法

内観法を万人のものに改革

「内観法」の創始者。内観法は精神医学や心身医学に応用され、森田療法と並んで代表的な日本発の精神療法（心理療法）として知られています。

内観の前身と言われている「身調べ」はきわめて厳しい条件のもとで自分の行為を振り返る修行のため、吉本はここから苦行性を取り除き、万人が使える方法として改革していきます。1941年には内観法の原型が完成。

吉本は企業経営をしながら自宅で希望者に内観をさせていましたが、1953年、事業から引退し、大和郡山市に内観道場を設け内観指導に専念します。昭和30年代には教《きょう》誨《かい》師《し》となり、刑務所や少年院での内観普及に尽力。有力な矯正手法として全国各地の矯正施設で採用されました。その後、医学界にも導入され、1978年には日本内観学会が設立されました。

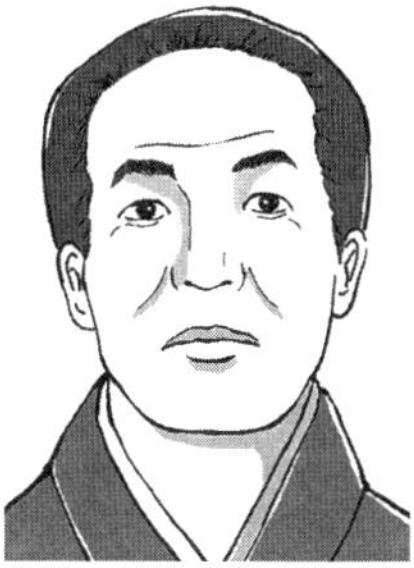

沖正弘（おき・まさひろ）

出身地：広島県
肩書き：思想家・ヨガ健康法指導家
生没年：1921年〜1985年

沖ヨガ

日本のヨガ業界の中心人物

第二次世界大戦中、参謀本部の特別諜報員としての必要上、東西医療法と各種教宗派の修行法の特別訓練を受け、モンゴル、中国、インド、アラビア各地に赴任。戦後も探究心から中国や東南アジアに渡って医学と宗教を学びました。そのとき、釈迦やガンジーを悟りに導いた教えがヨガであることを知り、また自身が腸ガンであることを知ったことで、ヨガ哲学へ熱烈な探究心を向けました。

1958年、日本ヨガ協会およびヨガ行法哲学研修会を設立。他のヨガと区別するために自身の学んだヨガを「沖ヨガ」と命名し、1967年、その修道場を静岡県三島市に設置しました。当時ヨガは一般的にはまだ認知のない時代でしたが、多数の著作を刊行したり、全国各地で講演し、ヨガの普及に努め、日本におけるヨガの第一人者となりました。

おわりに　〜痛みには、「自己治癒力」がカギ

現在、私は「一般社団法人 自然治癒力学校」の理事長をつとめており、痛みに対する「自然治癒力」と「自己治癒力」については、次のような考えを持っています。

私たちのカラダには遺伝情報が備わっています。DNAに刻まれたあらゆる情報は、父母のそれ、祖父母のそれ、過去の人類が積み重ねてきた叡智《えいち》と言えるでしょう。自然治癒力を発動させるためには、その叡智に身をゆだねる必要があります。

私たちの意識のうち、自覚できる顕在意識と潜在意識の割合は、圧倒的に潜在意識の領域が広いと言われています。自然治癒力とは、この広大な潜在意識に眠っているものと考えてよいと思います。だから、頭を使ってあれこれ考えるのはやめて、カラダにもともと備わった力に任せて自動操縦をさせてやることです。自然治癒力は、私

たちも大自然の一部だと気づかせてくれる力と言えます。

ところが、こと「痛み」という症状に関して言えば、私は「自然治癒力」ではなく、「自己治癒力」のほうが有効であると考えています。自然治癒力と自己治癒力……、この似て非なるものの使い分けがきちんと世の中に広まると、痛みから解放される人が増えるに違いありません。

「自然治癒力」が過去の叡智なら、「自己治癒力」は未来を想像し、創造する力です。宇宙とは常に変化するものですが、私たちが「顕在意識」を持っている大きな理由は、その変化にしっかりキャッチアップしていくためです。

選択と創造によって、いまと未来の自分を生きる。自然治癒力発動のときとは逆に、自己治癒力の発動のためには、顕在意識をフル活用しなくてはなりません。あなたが自己を規定し、主体的に世界とかかわり、その姿をはっきりイメージできたとき自己治癒力は発動するからです。

自然治癒力が「私たちは大自然の一部」と気づかせてくれる力なら、自己治癒力は「あなたが〝人間社会の一部〟であることを気づかせてくれる力」と言えます。ここから逆に言えることは、「痛み」とは、人間社会とのかかわり合いに何らかのアンバランスが生じていることをさしている症状だと言えます。

その意味で本書は、先人たちが遺《のこ》してくれた「現代人の生き方指南書」という側面も持っているとも言えるでしょう。痛みとは、「生き方の調整のサイン」。痛みをなんとかするということは、生き方を上手にするということ……。

本書がそのような意味と価値を提供できたなら、著者として望外の喜びです。

*

本書『その痛み、なんとかします。』を執筆する過程で、ほんとうに多くの方々のお世話になりました。まずは、帯津良一先生。帯津先生は、日本の統合医療、代替医療、ホリスティック医療を30年以上の長きにわたって牽引《けんいん》されてきた医療界の重鎮《じゅうちん》ですが、同時にいまや、日本を代表する文化人です。私とは16年の長いおつき合いをいただいておりますが、今回、対談という形で本書へのご登場をいただいたのは光栄の極みです。本当にありがとうございました。

同じく、対談でご登場いただきましたヴァイアナ・スタイバルさんは、「シータヒーリング」という世界中に広がるヒーリング・メソッドの創始者です。ヴァイアナさんの、「病気をジャッジしない、現代医学を決して否定しない、あくまで良識の軸に自分のサイキック能力を置き、その意味を常に客観化してみる」、その姿勢には学ばされました。本書において、たいへん貴重なテーマを話し合うことができ、ほんとうに感謝しています。

そのヴァイアナさんと引き合わせていただいた株式会社エルアウラ社長の遠藤明美さんにも深く感謝を申し上げたいと思います。遠藤さんは、毎年、東京ビッグサイトで開催される日本最大手の「癒し・健康」のイベント『癒しフェア』の主催者であり、海外のヒーラーをいち早く日本に紹介されています。また、日本の数多くのセラピストを世に送り出してきた大功労者です。本書出版のきっかけも、遠藤さんがつくってくださいました。

本書で紹介しましたさまざまな療法について、改めて調査し、執筆のサポートをいただいた中野美那子さんにも御礼を申し上げます。彼女自身、50種類以上もの代替医療・セラピーを体験、実践し、自らのアトピー性皮膚炎を克服したという経験を持ち、いまはその経験を生かして自らのワークショップを全国に展開されています。

本書ができ上がる過程において、もっとも感謝しなければならないのはKKベストセラーズ書籍編集局の武江浩企さんです。著者の性格を読み取り、執筆を進めやすい環境づくりを著者の気づかぬうちに進めてくださるその手腕には、本当に頭の下がる思いでした。深く感謝いたします。

そして、いまこの本を手に取ってくださっているあなたへ。あなたがいなければ、この本は本としての役割をまっとうできません。

本書に書かれていることがあなたのお役に立ったとき、きっとこの本には命が吹き込まれます。ありがとうございます。

平成27年10月吉日

その痛み、サヨウナラ!!

おのころ心平

●装幀／萩原弦一郎、藤塚尚子（デジカル）
●イラスト／長嶋道子
〈特別対談1〉（P97～110）
●文／大熊真一（ロスタイム）
●撮影／大倉英揮
〈特別対談2〉（P173～186）
●文・コーディネート／遠藤明美（エルアウラ）
●通訳／甲斐さやか
●撮影／前田一樹
●取材協力／シータヒーリングジャパン

◎著者略歴

おのころ心平《しんぺい》

ボディ・サイコロジスト（カラダ心理学者）。

カラダのクセや症状から、そのクライアントの心理状態を読み解き、ココロの生活習慣、カラダの生活習慣改善をうながすカウンセラーとして20年間、2万2000件以上の実績をもつ。2009年、一般社団法人自然治癒力学校を開校し、これまでの経験やセルフケアに関する知識を講座やワークショップとして全国展開。多くのセラピスト、代替療法家、教育者、医療従事者、ホリスティックドクターへの指導を行う。

著書に、『病気は才能』（かんき出版）、『ゆるすいっち。』（主婦の友インフォス情報社）、『ibマッピング』（マガジンハウス）、『月やせ。』（KADOKAWA）他。
★自然治癒力学校 オフィシャルＨＰ　http://naturalhealing-school.org/
★おのころ心平 オフィシャルブログ　http://ameblo.jp/onocoroshinpei/

その痛み、なんとかします。

“痛み”の癒し大全

2015年11月15日　初版第１刷発行

著　者　おのころ心平
発行者　栗原武夫
発行所　KKベストセラーズ
〒170-8457 東京都豊島区南大塚2-29-7
電話 03-5976-9121
http://www.kk-bestsellers.com/
印刷所　近代美術株式会社
製本所　株式会社積信堂
ＤＴＰ　株式会社オノ・エーワン

定価はカバーに表示してあります。

乱丁、落丁本がございましたら、お取り替えいたします。

ISBN 978-4-584-13689-8 C0077